Eduard Dürr

Über die Anwendung der Kälte bei Augenkrankheiten

Eduard Dürr

Über die Anwendung der Kälte bei Augenkrankheiten

ISBN/EAN: 9783743469822

Hergestellt in Europa, USA, Kanada, Australien, Japan

Cover: Foto ©berggeist007 / pixelio.de

Weitere Bücher finden Sie auf **www.hansebooks.com**

ÜBER DIE

ANWENDUNG DER KÄLTE

BEI

AUGENKRANKHEITEN

VON

Dr. EDUARD DÜRR

PRACT. ARZT UND SANITÄTSRATH
IN HANNOVER.

HANNOVER.

CARL RÜMPLER.

1875.

I.

Physiologische und historische Vorbemerkungen.

Obgleich zahlreiche Forscher in den letzten Jahren ein-
gehende Beobachtungen über die Abkühlung ausgeführt, und genau
die Veränderungen studirt haben, welche durch lokale oder allgemeine Wärmeentziehung im menschlichen Körper entstehen,
ist leider das Auge nicht mit berücksichtigt. Es bestehen allerdings besondre Schwierigkeiten, welche verhindern, dass Untersuchungen über die Abkühlung des Auges und der Augenhöhle
angestellt werden. Wir müssen uns daher begnügen, die bei Abkühlung andrer Organe gefundenen Thatsachen auch auf das
Auge anzuwenden, wenn wir uns eine Anschauung über die Verhältnisse der Wärmeverminderung in demselben bilden wollen.

Es ist bekannt, dass man durch Abkühlung sehr verschiedene
Veränderungen im Körper hervorzurufen vermag. Schon die Ent-
blössung mehrerer Körpertheile oder das Waschen mit Wasser
unter 12 ° rufen deutliche Schwankungen der Körpertemperatur
hervor. Das Auflegen von kalten Compressen oder mässig grossen
Eisbeuteln erzeugt schon bedeutendere Differenzen der Wärme.
Ziehen wir die stärksten Abkühlungen durch Eis oder Schnee in
Anwendung, so sinkt die Temperatur der Applicationsstelle immer
mehr und es tritt eine Erfrierung ein mit Verschorfung des Gewebes, oder der ganze Körper geht durch zu grosse Wärmeentziehung zu Grunde.

Bei der therapeutischen Anwendung wärmeentziehender Mittel
in der Augenheilkunde haben wir uns nur mit den leichten Ab-

kühlungen zu beschäftigen, indem kaltes Wasser, Eiscompressen und der Eisbeutel von mässiger Grösse in Frage kommen; die unter dem Namen Augeneisbeutel bekannten fassen 120 bis 150 Gramm Eis.

Um den bei mässigen Abkühlungen entstehenden Vorgang in Erinnerung zu rufen, führe ich in einigen Sätzen die Resultate an, welche Riegel in Virchow's Archiv, Band 59, schildert.

Die Temperatur der abgekühlten Hautstelle sinkt zuerst; dann aber erfolgt bald eine Herabsetzung der Körpertemperatur. Das Sinken derselben erfolgt aber nicht gleichmässig, sondern nach den einzelnen Organen verschieden. Die stärkste Abkühlung erfahren die innern Organe, der Darmtractus und die Unterleibsorgane, die geringste dagegen die Muskeln und die sie umgebenden Bindegewebsschichten. Bei letzteren, z. B. in der Achselhöhle, entsteht im Beginn der Abkühlung ein Steigen der Wärme, wie es einzelne innere Organe, wenn auch in geringerem Masse, aufweisen. Beim Aufhören der Abkühlung erwärmt sich die Applicationsstelle wieder, rascher aber noch die innern Organe; die Muskeln dagegen erfahren noch eine Zeit lang hindurch ein Sinken der Temperatur, und später erst beginnt die Steigerung derselben.

Diese auffallenden Verhältnisse finden ihre Erklärung durch die bei der Blutcirculation eintretenden Vorgänge. Die Hautgefässe werden je nach der Kälteeinwirkung in verschiedenem Grade contrahirt. Diese Verengerung hindert eine Zeit lang bedeutend den Wärmeverlust, bis die fortdauernde Abkühlung die Oberhand gewinnt. Trotz dieser starken Verengerung der Hautgefässe hat man keine Veränderung des Blutdrucks constatiren können, selbst wenn die Abkühlung bis zum Tode des Versuchsthiers fortgesetzt wurde. Es folgt daraus, dass andere Gefässbezirke in compensatorischer Weise grössere Blutmengen aufnehmen. Die Arterien der Muskeln sind diejenigen, welche, wie aus den Versuchen hervorgeht, bei Abkühlungen der Peripherie von reichlicheren Blutmengen durchflossen werden. Daher werden die Muskeln am wenigsten abgekühlt. Bei dem Aufhören der Abkühlung verengern sich die Muskelarterien wieder

und daher sinkt die Temperatur noch eine Zeit lang, und lang-
samer als die innern Organe erwärmen sich die Muskeln.

Bei der Application von Eis auf die Augen sehen wir zuerst
die Gefässe der Conjunctiva und die Hautgefässe sich zusammen-
ziehen. Wird die Abkühlung zu stark angewandt oder zu lange
fortgesetzt, erfolgt eine Paralyse der Gefässwandungen und dieselben erweitern sich in Folge davon. Auch bei den Gefässen,
welche die Hornhautoberfläche in krankhaften Zuständen über-
ziehen, kann man dieselbe Beobachtung anstellen.

Wie die Kälte aber auf die tiefern Organe des Auges
einwirkt, ist, wie schon erwähnt, noch nicht festgestellt. Ich
werde mich daher jeder Hypothese darüber enthalten; nur
werde ich eine Bemerkung über die Abkühlung des Auges beibringen.

Der Bulbus ist durch seine oberflächliche Lage der Kältewirkung leicht zugänglich, da die Augenlider mit ihrer dünnen
Cutis der Abkühlung wenig Widerstand entgegensetzen. Auch
der hintere Abschnitt des Auges und der Sehnerv scheinen mir
ebenfalls eine günstige Lage für die Wärmeentziehung darzu-
bieten. Die Augenmuskeln umgeben beide wie ein Trichter und
umschliessen sie von allen Seiten. Treffen die Vorgänge bei der
Abkühlung, wie Riegel sie schildert, wirklich zu, so werden
die Gefässe der Augenmuskeln sich erweitern und mehr Blut aufnehmen, während das Auge und der Sehnerv eine grössere Tem-
peraturherabsetzung erfahren. Ich möchte dieses Verhältniss deswegen besonders betonen, weil die Kälte bei den Krankheiten
der tiefern Organe und des Sehnerven noch wenig in Gebrauch gezogen wird. Man ist vielfach der Meinung, dass die
Kälte in fortgesetzter Anwendung die Functionen der Retina und
des Sehnerven beeinträchtigen könne. Ich werde später Gelegenheit haben, den Beweis zu liefern, dass im Gegentheil die Kälte,
lange Zeit angewandt, bei Krankheiten der tiefern Theile des
Auges sich häufig als nützlich bewährt.

Dass der menschliche Körper auch eine hochgradige Herabsetzung der Temperatur ertragen kann, ist bekannt, und kann
durch die Anwendung von grossen Eisbeuteln bei innern oder
chirurgischen Krankheiten leicht bestätigt werden. Als Beispiel

einer solchen Abkühlung führe ich die Versuche an, welche Völkers und Zerssen auf Esmarch's Veranlassung ausführten (Esmarch: Verbandplatz und Feldlazareth). Sie konnten bei einem Manne, in dessen Tibia sich eine Oeffnung befand, welche Esmarch zur Entfernung eines Sequesters angelegt hatte, nachweisen, dass die Temperatur im Innern dieses Knochens durch Auflegen von Eisbeuteln im Verlauf von 9 Stunden um 10^0 Cels. sank. Nach Entfernung der Eisbeutel stieg die Temperatur in $1^1/_4$ Stunden wieder auf die normale Höhe. Ganz ähnliche Resultate erlangten die beiden Beobachter, wenn sie das Bein durch Eintauchen in ein kaltes Wasserbad oder durch die Anwendung des Irrigator abkühlten. Es wurden auch hier Temperaturverminderungen von 9^0 und 10^0 erzielt, nachdem der Kranke 11 oder 14 Stunden den Wärmeentziehungen ausgesetzt gewesen war. Der Kranke erlitt durch die starken Abkühlungen durchaus keine Nachtheile, die Wunde heilte in normaler Weise. Es folgt aus diesen Untersuchungen, dass die organische Thätigkeit selbst durch so starke Abkühlungen keine Störung erfährt, und die Temperatur des abgekühlten Theils in kurzer Zeit zur Norm zurückkehrt.

Bei Thieren hat man die Abkühlung bis zu $6{,}6^0$, ja bis $4{,}8^0$ Cels. fortgesetzt und nach dem Wiedererwärmen sie völlig zum normalen Verhalten zurückkehren sehen. Walther (Thermophysiologische Studien Nr. 3) kühlte Kaninchen bis zu 15^0 ab. Er beobachtete dann das Auftreten von Krämpfen und sah, dass sich der Augenhintergrund unter diesen Umständen schieferfarbig verfärbte. Die Pupille war erweitert und eine völlige Anämie des Auges eingetreten. Die Capillaren verloren zuerst ihren Inhalt und später dehnte sich die Blutleere auch auf die Gefässstämme der Chorioidea und Retina aus. Diesem Befunde an den Augen ging eine Anämie des Gehirns vorher, welche durch Erwärmen des Thiers nicht wieder aufgehoben werden konnte; nur wenn W. die künstliche Respiration zugleich mit der Erwärmung anwandte, konnte er die Kaninchen ins Leben zurückrufen. War dies gelungen, so traten auch in den Augen bald wieder die normalen Verhältnisse hervor.

Wenn man auch nicht von Thieren einen unmittelbaren Schluss auf den Menschen ziehen darf, so beweisen doch solche

Beobachtungen, bis zu welcher ausserordentlichen Ausdehnung die Wirkung der Kälte gesteigert werden kann, ohne selbst ein so zartes Organ wie das Auge dauernd zu zerstören. Es ergiebt sich hieraus, dass man die Einwirkungen der Kälte auf das Auge nicht so sehr zu fürchten braucht, auch wenn sie intensiv angewandt wurde. Sie zerstört die Gewebe nicht und verändert nicht ihre Functionen, sondern die normalen Verhältnisse treten sehr bald nach dem Aufhören der Abkühlung wieder ein.

In der Therapie findet die Kälte jetzt einen bedeutenden Gebrauch. In der innern Medicin benutzt man die Abkühlung des ganzen Körpers durch Bäder oder einzelner Theile durch Einwickeln, Waschen u. s. w. in ausgedehnter Weise. Durch die Hydropathen wurde diese Methode zuerst eingeführt; seit längerer Zeit aber ist dieselbe durch ausgedehnte Untersuchungen so genau erforscht, wie nur wenige andere therapeutische Agentien. Die Kältemethode gewinnt immer mehr Anhänger und das Gebiet ihrer Wirksamkeit ist ein sehr grosses geworden. Ich erinnere nur an die kalte Behandlung des Typhus und der Ausschlagskrankheiten.

In der Chirurgie wird die Kälte jetzt auch als ein wichtiges Mittel bei zahlreichen Zuständen in Anwendung gezogen; doch hat sie noch nicht eine so ausgebreitete Anerkennung gefunden, wie in der innern Medicin. Die Ansichten über ihre Wirksamkeit sind noch getheilt, und mit Hülfe der Statistik werden die Gründe dafür und dagegen ins Feld geführt. Stromeyer war der erste, welcher der Kältebehandlung eine hervorragende Stellung anwies. Er führte zuerst eine fortgesetzte‾ Anwendung des Eisbeutels ein und stellte die Indicationen für dieselbe auf. Nach ihm wirkte Esmarch in demselben Sinne, und Beide sind jetzt als die Hauptrepräsentanten der Kältemethode in Deutschland anzusehen.

In der Augenheilkunde aber nimmt die Kältemethode eine viel bescheidenere Stellung ein. Nur für die Entzündungen der Conjunctiva wird die Kälte allgemein indicirt gehalten uud für die nicht penetrirenden Verletzungen des Auges. Nur ein Theil der Augenärzte zieht die Kälte bei andern Krankheitsgruppen in Anwendung und nur wenige Fachgenossen haben den Gebrauch des Eisbeutels angenommen. Es scheint in der Augenheilkunde noch jetzt von der Kältewirkung die Ansicht zu herrschen, wie sie Richter vor längern Jahren formulirt hat. Er sagt in seinem Organon der physiologischen Therapie, Leipzig 1850: „Die Kälte macht Anämie, bei längerer Einwirkung durch Lähmung vasomotorischer Nerven Hyperämie, sie zieht die Gewebe zusammen, macht feste, namentlich in der Pupille membranöse Exsudate."

Eine solche Anschauung schränkt natürlich die Anwendung der Kälte auf ein sehr enges Gebiet ein.

Wie Richter zu der Aufstellung der angeführten Sätze gelangt ist, weiss ich nicht, kann aber behaupten, dass der letzte Theil derselben bei einem vorsichtigen Gebrauche der Kälte durchaus nicht zutrifft, und ich kann nach meinen Erfahrungen ein wesentlich anderes Bild der Kältewirkung entwerfen. Schon vor über 30 Jahren hat Ruete sich für eine ausgedehnte Application der Kälte ausgesprochen. Seine Stimme aber hat die Vorurtheile gegen dieselbe nicht zu beseitigen vermocht, er stand allein mit seinen Anschauungen. Ich finde seine Beobachtungen über die Kälte sehr genau und treffend dargestellt und stimme im Wesentlichen mit seinen Anschauungen überein. Ich werde daher seine Erfahrungen, welche er in seiner Ophthalmologie 1845 veröffentlichte, mittheilen.

„Die Kälte ist angezeigt bei krankhaft vermehrter Wärme des Auges, bei Atonie, Laxität der Gewebe, bei allen Entzündungen, bei Quetschungen, Congestionen und Blutungen, Ekchymosen des Auges, bei krankhaft erhöhter Sensibilität und daher rührenden Krämpfen, Neuralgien und Lichtscheu." Als kälteerzeugendes Mittel wendet Ruete nur Umschläge von kaltem Wasser an, oder Compressen, die auf Schnee und Eis gelegen haben. Er giebt an, man müsse stets denselben Grad der Kälte erhalten, bis der Schmerz, die Röthe und die Hitze geschwunden und der Kranke keine Linderung mehr durch dieselbe erfährt. Er findet als Wirkung der Kälte, dass sie die Reizbarkeit der Nerven abstumpft, die Wärme absorbirt, die Contraction der Capillaren befördert, und dadurch der Congestion und Exsudation entgegenwirkt. Ist aber schon ein Exsudat in das Gewebe abgesetzt, so hemmt sie dessen schnellen Uebergang in Schmelzung und befördert den Uebergang in Coagulation, daher sie bei den Ausgängen der Entzündungen selten noch passt. Indicirt ist die Kälte bei catarrhalischen, rheumatischen, erysipelatösen, gichtischen und blennorrhoischen Entzündungen. Zu vermeiden ist sie dagegen bei vorhandener Schwäche der Nerven, welche sie zu einem lähmungsartigen Zustande führen kann, wodurch die Hyperämie vermehrt und die Innervation der kranken Theile vermindert wird. , Daher soll man die Kälte nach Ruete bei den passiven Entzündungen vermeiden und bei den activen nicht zu lange anwenden. Besonders darf der Kranke kein Gefühl von Steifheit und Frösteln an der Applicationsstelle oder im übrigen Körper verspüren. Die Zeit, in welcher diese Erscheinungen erfolgen, soll zwischen dem ersten und sechsten Tage wechseln. Weiter giebt Ruete den Rath, dass, um die Kälte richtig anzuwenden, der Kranke im Bette liegen muss, die Umschläge nicht selbst machen darf, sie aber ununterbrochen gewechselt erhält. So angewandt sei die Kälte ein vorzügliches Mittel bei den verschiedensten Augenentzündungen; nur müsse man nicht verlangen, durch sie allein jede Entzündung heilen zu können. Ruete empfiehlt die Kälte bei der Behandlung aller Formen der Conjunctivitis, bei Scleritis, Blepharitis, Periostitis Orbitae, Dakryocystitis, Keratitis, Iritis, Cyclitis, Chorioiditis, Retinitis.

Einen erheblichen Fortschritt verdankt die Kältebehandlung den Bemühungen Esmarch's. Derselbe gab den Augeneisbeutel an und versuchte seinen Gebrauch in die Augenheilkunde einzuführen. In seinem Aufsatze über die Anwendung der Kälte in der Chirurgie (Arch. f. klin. Chir., Band I) empfiehlt er den Eisbeutel zuerst bei Verwundungen des Auges, sowohl bei oberflächlichen, als auch, wenn die Iris mit verletzt ist. Die Wunden heilen dann rascher, schmerzen nicht so viel, rufen seltner heftige Entzündungen hervor und führen zu einer raschen Vernarbung. Blutergüsse werden durch die Kälte schnell aufgesogen. Bei Zerreissungen der innern Organe des Auges führt die Kälte eher die Atrophie herbei und verursacht weniger Schmerzen als die Behandlung mit Breiumschlägen. Dann empfiehlt Esmarch die Anwendung der Kälte bei Entzündungen, welche nach Operationen entstehen und den Erfolg derselben zu zerstören drohen, so nach der Extraction, Discision und Reclination des grauen Staars und Pupillenbildungen. Beim Gebrauche des Eisbeutels bedurfte Esmarch nicht so vieler Blutegel, als wenn er diese Zustände nach der bisherigen Methode behandelte. Weiter empfiehlt er die Kälte bei Entzündungen der Lider, der Conjunctiva, der Cornea und der Iris. Er findet bei diesen Krankheiten die Wirkung der Kälte viel heilsamer, als öftere Blutentziehungen. Catarrhe und Blennorrhoe der Conjunctiva sah Esmarch oft unter alleiniger Anwendung der Kälte schwinden und die Lichtscheu bei scrophulösen Entzündungen verliert sich rasch durch den Eisbeutel. Nur bei Krankheiten, welche mit Vermehrung des intraocularen Drucks einhergehen, will Esmarch die Kälte vermieden wissen.

Doch auch diese Beobachtungen und Rathschläge fanden bei den Augenärzten keinen günstigen Boden. Einzelne Fachgenossen begannen auf Esmarch's Aufforderung Keratitis und Iritis mit dem Eisbeutel zu behandeln; doch bald verliessen sie dies Verfahren wieder, weil sie häufig nicht die Wirkungen sahen, welche sie sich davon versprochen hatten. Vielfach hatten sie das Mittel nicht in zweckmässiger Weise benutzt.

v. Graefe zog den Eisbeutel nur bei Diphtheritis conjunctivae in Anwendung und benutzte Eisumschläge in den ersten Stadien der übrigen Conjunctivalentzündungen. Seine Schüler in Deutschland folgen seinem Beispiele, wie man aus ihren Schriften ersehen kann, und auch in der Literatur des Auslandes sind mir keine Angaben über eine ausgedehntere Anwendung der Kälte bekannt geworden.

Indicationen für die Anwendung der Kälte in Form von Wasser- oder Eisumschlägen, welche jetzt allgemeine Geltung haben, liefern die Entzündungen der Conjunctiva in ihren ersten Stadien, beginnende Keratitis phlyctaenulosa, pannosa und Scleritis, ferner die nicht penetrirenden Verletzungen des Auges. Der Eisbeutel wird von so wenig Augenärzten in Anwendung gezogen, dass von anerkannten Indicationen für denselben überhaupt keine Rede sein kann.

Schon Esmarch warf die Frage auf, warum die Augenärzte sich so zurückhaltend gegen dieses Verfahren bewiesen. Er fand einen Hauptgrund dafür in dem Umstande, dass vielen Aerzten die Wirkung der trocknen Kälte unbekannt sei und sie den Effect derselben mit dem der nassen Kälte verwechselten. Letztere wird allerdings von den Kranken häufig nicht gut vertragen und das häufige Wechseln der Compressen beunruhigt das entzündete Auge. Dann aber ist es ungemein schwierig mit Wasserumschlägen eine constante Abkühlung herbeizuführen. Gewöhnlich werden sie nicht häufig genug gewechselt und in Folge davon erwärmt sich die Leinwand auf dem Auge; man hat daher die Wirkung von warmen Umschlägen, welche gelegentlich von kalten unterbrochen werden. Eine völlig constante Abkühlung ist nur durch den Eisbeutel zu erreichen. Sein Gebrauch will aber auch erlernt sein, und es ist ein gewisser Grad von Sorgsamkeit erforderlich, welcher nicht bei jedem Pflegenden gefunden wird. Derselbe soll das kranke Auge bedecken, ohne einen schmerzhaften Druck zu erzeugen. Die Füllung muss sofort nach dem Schmelzen des Eises erneuert und der Beutel so auf dem Auge befestigt werden, dass das Wasser aus demselben nicht auslaufen kann; denn grade die Durchnässung der Lider ruft häufig eine Unverträglichkeit der Kranken gegen den Eisbeutel hervor. Weiter erschwert oft der Kostenpunkt die Kältebehandlung. Ein Augeneisbeutel kostet hier 1 M. 50 Pf., und häufig ereignet es sich, dass man im Verlaufe einer längern Krankheit mehrere verwenden muss. Auch die Beschaffung des Eises ist in den Sommermonaten häufig recht kostspielig. Ferner hat der Arzt oft mit dem Widerwillen des Publicums zu kämpfen. Grade bei Augenkrankheiten ist man oft gezwungen, einen sehr ungleichen Kampf gegen die Indolenz oder den Widerstand des Kranken und seiner Angehörigen zu führen.

Den Hauptgrund aber der Zurückhaltung der Augenärzte gegen die Kältebehandlung finde ich darin, dass sie noch nicht von den Wirkungen derselben in den verschiednen Krankheitsgruppen eine deutliche Anschauung erhalten haben. In der

Literatur liegen noch zu wenig Angaben über eine jahrelang fort- · gesetzte Benutzung des Eisbeutels bei Augenkrankheiten vor, aus denen die Fachgenossen die Ueberzeugung gewinnen könnten, dass die Kälteanwendung so erhebliche Vorzüge vor andern Methoden aufzuweisen habe, um dieselbe anzunehmen. Darum habe ich es unternommen, meine Erfahrungen zu veröffentlichen, welche ich mit möglichster Genauigkeit schon über sieben Jahre hindurch gesammelt habe. Ich hoffe darin den Augenärzten den Beweis zu liefern, dass die Kälte in richtiger Weise benutzt bei den meisten Entzündungen des Auges vertragen wird, in sehr vielen sich von grossem Nutzen erweist und in andern wesentlich zur Beschleunigung der Heilung beiträgt.

In den Stromeyer'schen Anschauungen gebildet, lernte ich den grossen Nutzen der örtlichen Application der Kälte kennen. Ich erfuhr, wie vortrefflich der Eisbeutel bei den verschiedensten Entzündungen der Knochen und der Gelenke einwirkt. Ich beobachtete die Erfolge der Eisbehandlung des Typhus, der Pneumonie und der Peritonitis. Durch diese angeregt wandte ich mich auch bei der Behandlung der Augenkrankheiten der Kältemethode zu.

Im Jahre 1868 wurde mir die Behandlung der Augenkranken im hiesigen Henriettenstift übertragen. Für dieselben ist eine Anzahl von 14 Betten bestimmt. In der Anstalt fand ich den Gebrauch des Eisbeutels bereits völlig eingebürgert, daher wurde es mir leicht ihn auch bei den Augenkranken anwenden zu lassen. Anfangs beschränkte ich seine Anwendung auf die Affectionen der Conjunctiva, dann aber dehnte ich sie auf die Entzündungen der Hornhaut und Iris aus, endlich, nachdem ich mit den Kältewirkungen schon mehr vertraut geworden war, versuchte ich auch bei den Entzündungen der innern Membranen des Auges in derselben Weise vorzugehen. Die Augenkranken, welche ich im Henriettenstift behandle, werden theils aus meiner Praxis demselben zugeführt, theils aus der Provinz direct hergesandt. Ausser den operativen Fällen ist die Mehrzahl der Aufgenommenen von schweren Augenaffectionen befallen. Bei den erkrankten Kindern spielen, wie gewöhnlich, die scrophulösen Zustände die Hauptrolle.

Das Henriettenstift ist nach den neuesten Principien des Hospitalbaues errichtet; es enthält Raum für 75 Kranke. Der Cubikraum Luft für jeden Kranken ist auf 1500 Cubikfuss berechnet. Die Ventilationsvorrichtungen sind sehr gut und werden mit Verständniss gehandhabt. Das Henriettenstift ist ein Diaconissen-Mutterhaus. Sanitätsrath Lindemann steht der Anstalt als dirigirender Arzt vor. Derselbe beschäftigt sich vorzugsweise mit chirurgischen und Frauenkrankheiten und verfügt über ein grosses operatives Material. Auch Lindemann hat seit Jahren die Principien der Kältebehandlung von Stromeyer und Esmarch angenommen. Die Schwestern sind mit der Handhabung des Eisbeutels vertraut, ich kann daher sicher sein, dass der Gebrauch des Eisbeutels genau nach Vorschrift ausgeführt wird; besonders aber kann ich im Stift die Füllung des Eisbeutels während der Nacht erreichen, was sonst sehr schwer zu bewerkstelligen ist. Auf diese Weise bin ich zu möglichst sicheren Beobachtungen gelangt, aus denen sich gültige Schlüsse ziehen lassen.

Als abkühlende Mittel verwende ich:

1. kalte Wasserumschläge,
2. Eisumschläge,
3. den Eisbeutel.

Die Umschläge von kaltem Wasser gebrauche ich am wenigsten, wenn ich nur noch mässig abkühlen will nach beendeter Eisbehandlung und als Uebergang zu adstringirenden Augenwässern. Im Sommer lasse ich in das benutzte Wasser Eisstücke hineinlegen, damit die Temperatur möglichst niedrig erhalten wird. Bleiwasser und andere Augenwässer dagegen lasse ich immer angewärmt auflegen, um dadurch eine gleichmässige Wirkung zu erzielen.

Die Eisumschläge werden in gewohnter Weise ausgeführt. Es wird dafür Sorge getragen, dass die abgekühlten Compressen leicht ausgedrückt, bis sie nicht mehr tropfen, sanft dem Auge angedrückt werden. Wenn ich von dieser Anwendung eine Beunruhigung des Kranken während der Nacht befürchte, lasse ich den Eisbeutel statt ihrer benutzen.

Der Eisbeutel wird in den meisten Fällen gebraucht. Ich lasse denselben mit kleinen Stückchen Eis anfüllen, welche nicht zu gross oder scharf sein dürfen, auch erstern nur so anfüllen, dass sie sich noch aneinander verschieben können. Auf diese Weise wird am besten ein störender Druck vermieden. Die Oeffnung des Beutels wird durch einen darauf gebundenen Kork wasserdicht verschlossen, dann wird derselbe in ein Tuch eingeschlagen und so auf dem Auge befestigt, dass zwischen ihm und dem Auge nur eine doppelte Schicht Leinwand zu liegen kommt. In dieser Weise befestigt, pflegt der Eisbeutel sicher zu liegen, so dass die Patienten mit ihm umhergehen können. So aufgelegt beschlägt der Eisbeutel nicht, wie es bei der Befestigung mit einem Bande, das durch seine Ringe gezogen ist, bei höherer Temperatur immer eintritt. Der Eisbeutel verursacht eine dauernde Abkühlung, zugleich aber übt er durch seine Schwere einen Druck auf das Auge aus, welchen man durch Anziehen des Tuches verändern kann. Zuweilen ereignet es sich, dass empfindlichen Kranken die Kälte in der Stirn- und Schläfengegend schmerzhafte Gefühle hervorruft; dann muss man sich durch Bedecken des Orbitalrandes mit Watte oder einem kleinen Polster zu helfen suchen.

Bei den acut entzündlichen Zuständen empfinden die Kranken die Kälte immer höchst wohlthuend, sie lindert ihre Schmerzen und befreit sie von den unangenehmen Gefühlen. Bei den Erkrankungen der innern Theile des Auges, welche ohne Wärmevermehrung einhergehen, ist der Beutel den Patienten häufig in den ersten Tagen zu kalt; ich lasse dann in seiner Anwendung Pausen eintreten und erreiche dadurch sehr bald, dass die Kälte während der übrigen Dauer der Krankheit gut vertragen wird.

II.

Anwendung der Kälte bei den Krankheiten des Auges.

A. Krankheiten der Lider.

Die acuten Entzündungen der Lider werden durch die Kälte, wenn sie erst im Entstehen sind, sehr rasch geheilt. Bei Kindern gelingt es in kurzer Zeit, die scrophulöse Blepharitis, wenn sie ohne Betheiligung der Conjunctiva auftritt, mittelst des Eisbeutels zu beseitigen, ohne andere örtliche Mittel zu benutzen.

1. *Blepharitis acuta.*

Dora S., 5 Jahr alt, zeigte bei der Aufnahme in das Stift einen ausgesprochen scrophulösen Habitus und hatte auf beiden Augen stark angeschwollene und geröthete Lider. Zwischen den Augenwimpern lagen dicke Krusten, welche das Oeffnen der Augen kaum gestatteten. Die Conjunctiva war nur mässig hyperämisch, die Hornhaut völlig frei. Nachdem ein scrophulöser Hautausschlag schon Heilung gefunden, waren die Augen vor drei Tagen ergriffen. Ich verordnete Eisumschläge und *Infus. Senn. comp.* Am dritten Tage der Behandlung waren die Krusten von den Augenwimpern verschwunden; am fünften Tage öffnete das Kind die Augen und war die Anschwellung der Lider erheblich verringert. Am neunten Tage wurde das Kind völlig geheilt nach Hause entlassen.

Auch die stärkern Formen der Blepharitis ciliaris, welche den ganzen Lidrand einnehmen und sich bei Erwachsenen, bei denen keine Scrophulose vorliegt, entwickeln, eignen sich für die Kältebehandlung. Die starke Schwellung der Lider lässt nach und die Krankheit nimmt einen raschen Verlauf.

2. *Blepharitis eczematosa.*

Frau W., eine kräftige Bauerfrau von 30 Jahren, wurde in die Klinik aufgenommen wegen acuter Blepharitis des linken Auges. Das obere Lid war stark angeschwollen, etwas ödematös; dicke Krusten bedeckten den Lidrand, und die Conjunctiva, welche catarrhalisch entzündet war, lieferte ein eitriges Secret. Ich verordnete *Decoct. Rhamn.* und den Eisbeutel. Nach drei Tagen war das Oedem geschwunden und die Lidränder bedeutend abgeschwollen. Die Secretion liess erheblich nach. Am 8. Tage hatten die Lidränder beinah ihre normale Dicke wiedererlangt und die Krustenbildung hatte ganz aufgehört. Den Tag darauf bedeckte sich der ganze obere Lidrand mit einer dicht aneinander grenzenden Reihe von Eczempusteln, in deren Centrum ein oder mehrere Cilien sich befanden. Die frühere Schmerzhaftigkeit trat selbst bei dieser Eruption nicht wieder hervor. Ich verordnete eine Lösung von *Plumb. acet.* 1 *p. C.* dreimal täglich aufzulegen, in der Zwischenzeit aber mit dem Eis fortzufahren. Dabei liess ich *Pulv. Magnes. c. Rheo ana* 0,8 täglich nehmen. Als die Pusteln abgetrocknet waren, entfernte ich die kranken Cilien durch Epilation, und nachdem die lebhafte Entzündung des Ciliarbodens nachgelassen hatte, liess ich eine Salbe von *Hydrarg. oxydat.* 2 *p. C.* einreiben. Auch jetzt wurde der Eisbeutel noch weiter aufgelegt. Am 22. Tage wurde Patientin geheilt entlassen. Die Augenlider hatten ein völlig normales Ansehen wiedergewonnen und die Conjunctivitis war verschwunden. Der Kranken wurde der Weitergebrauch der Salbe empfohlen.

Bekommt man die spätern Stadien der Blepharitis zu behandeln, habe ich die Abkühlung auch dann noch nützlich gefunden, wenn eine Verdickung und Röthung des Lidrandes besteht. Selbst wenn die Lidhaut sich schon verkürzt und ein leichtes Ectropium sich gebildet hatte, kann man durch den

Eisbeutel Nutzen stiften. Ich lasse die Kranken einige Tage vor der Application der örtlichen Mittel die Kälte anwenden und finde dadurch die Wirksamkeit der erstern wesentlich erhöht.

Wenn Verdickungen des Lidrandes durch Entzündungen der Conjunctiva eingeleitet werden, kann man durch die Eisbehandlung dieselben zum Schwinden bringen, auch ohne dass die primäre Krankheit schon beseitigt ist.

Die scrophulösen Ausschläge der Lidhaut, das E c z e m und I m p e t i g o, welche so häufig Augenaffectionen begleiten, verlieren sich gewöhnlich unter dem Eisbeutel, und nur wenn sie in grosser Ausdehnung aufgetreten waren, erfordern sie den Gebrauch von Salben aus Zink oder Blei.

Das H o r d e o l u m kann zuweilen durch den Eisbeutel in seiner Entwickelung gehemmt werden, doch versagt meistens die Kälte ihren Dienst und der Abscess durchläuft die bekannten Phasen seiner Entwickelung.

Als Vorbereitung zu den O p e r a t i o n e n a n d e n L i d e r n lasse ich meistens die Kranken, so lange Anschwellungen oder partielle Entzündungen beobachtet werden, einige Tage den Eisbeutel auflegen. Nach plastischen Operationen tritt die Kälte der Heilung hindernd entgegen. Ich lasse daher dann nur Wasserläppchen auflegen, welche in längern Zwischenräumen wieder angefeuchtet werden. Sie wirken so nicht abkühlend, sondern erhalten die Oberfläche der Lider in einem mässigen Grade angefeuchtet.

B. Krankheiten der Conjunctiva.

Die Entzündungen der Conjunctiva werden allgemein in ihrem acuten Anfangsstadium mit kalten Umschlägen von Wasser oder Eiscompressen behandelt, es ist daher nicht erforderlich zur Empfehlung dieser Methode etwas beizubringen. Von abkühlenden Mitteln verwende ich die Umschläge von kaltem Wasser nur ausnahmsweise und benutze meistens die Eiscompressen, und den Eisbeutel, wenn keine erhebliche Secretion der Conjunctiva stattfindet.

1. Hyperaemia Conjunctivae.

Die Hyperämie der Conjunctiva, welche aus traumatischen oder aus andern Ursachen frisch entstanden ist, wird durch die Kälte rasch beseitigt. Bei der chronischen Form liegt meistens eine constitutionelle Ursache zu Grunde, welche besonders zu bekämpfen ist; daneben lasse ich aber auch den Eisbeutel auflegen und bin nicht immer genöthigt, noch Adstringentien in Anwendung zu ziehen, wie *Zinc. sulph.* oder *Plumb. acet.* $1/4$—$1/2$ p. C. Nach dem Gebrauche dieser ist die Augendouche längere Zeit fortgesetzt sehr zu empfehlen, sie ruft eine Abkühlung hervor, verbunden mit mechanischer Reizung.

3. *Hyperaemia Conjunctivae.*

Herr H. aus Hildesheim, 26 Jahr alt, klagte mir, schon seit seiner Studienzeit an rothen Augen gelitten zu haben, welche sich besonders nach reichlichen Mahlzeiten und Genuss von Bier und Wein bemerkbar gemacht hätten. Ich fand eine erhebliche Hyperämie der Conjunctiva. Die Schleimhaut der Conjunctiva tarsi war nicht aufgelockert, aber lebhaft geröthet. Die Conjunctiva bulbi zeigte eine mässige conjunctivale Injection und die subconjunctivalen Gefässe waren stark mit Blut gefüllt. Das Sehen war nicht durch diesen Zustand beeinträchtigt, beiderseits S. = 1. Der Kranke schilderte die Empfindungen in den Augen als sehr lästige. H., ein geborner Ostfriese, hatte früher an Intermittens gelitten. Bei der physikalischen Untersuchung fand ich die Milz nicht vergrössert, wohl aber eine starke Hypertrophie des linken Leberlappens, von welcher Patient bisher keine Kenntniss gehabt hatte. Ich verordnete ihm Bitterwasser, Umschläge von *Hydrargyr. bichlorat. corrosiv.* 0,1 *p. m.*, und rieth ihm im Sommer eine Trinkkur von Carlsbader Brunnen durchzumachen. Ende Juni stellte er sich in meiner Klinik ein. Ich liess ihn Carlsbader Mühlbrunnen 4 Glas täglich trinken und Tags über den Eisbeutel abwechselnd auf das eine und das andere Auge legen. Patient führte die Kur bis Mitte August durch. Der Erfolg war sehr befriedigend. Die Beschwerden in den Augen hatten fast ganz aufgehört, die Hyperämie der Conjunctiva tarsi war geschwunden, jedoch die der Conjunctiva bulbi nicht völlig gewichen. Die Leber hatte sich um 2^{cm} in ihrem Durchmesser verkleinert. H. war erheblich magerer geworden. Mit grosser Consequenz führte Patient auch in den folgenden Monaten die Brunnendiät fort. Als er mich dann im Decbr. wieder besuchte, hatte ich die Freude, zu sehen, dass nun auch die Conjunctiva bulbi wieder ihr normales Verhalten erlangt hatte. H. war stärker geworden und gab an, keine Beschwerden mehr an seinen Augen zu empfinden.

2. Conjunctivitis simplex.

Der einfache Conjunctivalcatarrh kann, wenn er in den ersten Tagen der Entwickelung in Behandlung kommt, durch Eiscompressen völlig geheilt werden. Bei stärkerer Ausbildung oder längerm Bestehen kann man dagegen die Adstringentien nicht entbehren. Lösungen von *Zinc. sulph.* oder *Plumb. acet.* 1—2 p. C., einigemal des Tages eingestrichen, erweisen sich als nützlich. Bei den stärkern Schwellungen der Conjunctiva wird das Einstreichen einer Lösung von *Argent. nitric.* 1—2 p. C. mit Recht als das beste Mittel angesehen. Nach dem Einstreichen lasse ich $\frac{1}{2}$ Stunde lang die Eiscompressen auflegen, ausserdem aber dieselben noch zweimal täglich wiederholen.

Bei der chronischen Form der Conjunctivitis catarrhalis kann man durch die Abkühlung nicht soviel erreichen, wie bei der acuten. Doch habe ich es stets nützlich gefunden, im Beginn der Kur die Kälte anzuwenden. Die Anschwellung vermindert sich, die Blutüberfüllung der Gefässe geht zurück und die lüstigen Gefühle, welche sich zu einer conjunctivalen Asthenopie steigern können, schwinden durch die Abkühlung ziemlich bald. Ist dies eingetreten, kann man auf eine sichere Wirkung der Adstringentien rechnen; sie werden besser vertragen und wirken energischer auf die Beseitigung des Processes.

4. *Conjunctivitis chronica.*

Herr Maler G., ein kräftiger Mann von 40 Jahren, consultirte mich wegen chronischer Conjunctivitis. Die Schleimhaut der Conjunctiva tarsi war ziemlich aufgelockert, die Lidränder verdickt und geröthet und die Conjunctiva bulbi von ausgedehnten Gefässen bedeckt. Der Kranke wurde in seiner Beschäftigung wesentlich gestört, indem er nur in den Mittagsstunden seine Augen gebrauchen konnte. Schon seit über sechs Wochen bestand die Affection und der Hausarzt hatte verschiedne Mittel in Anwendung gezogen, Bleiwasser, Zinkwasser und Höllenstein-Einpinselungen hatte der Kranke nacheinander gebraucht, ohne eine wesentliche Veränderung des Zustandes erreicht zu haben. Ich liess ihn Eisumschläge auflegen, soviel es seine Zeit erlaubte, und mit Bitterwasser abführen. Schon nach zwei Tagen fühlte Patient die Beschwerden weniger, welche ihm der Gebrauch der Augen verursachte. Am 4. Tage liess die Injection der Augen nach und dieselben waren Morgens nicht mehr verklebt. Nachdem Patient acht Tage das Eis angewandt hatte, war die Schleimhaut der Conjunctiva tarsi erheblich abgeschwollen und die Conjunctiva bulbi erschien nur noch von wenig vergrösserten Gefässen durchzogen. Ich liess nun eine *Sublimatlösung* von 0,1 p. M. auflegen, dreimal täglich 1 Stunde. Nach zehntägigem Gebrauche derselben war die Affection gehoben und nur ein mässiger Grad von Hyperämie bestand fort. G. konnte sich seinen Beschäftigungen in vollem Umfange wieder widmen.

Häufig bietet sich die Gelegenheit, die Einwirkung der Kälte auf die begleitende Conjunctivitis zu studiren. Legt man einer andern Affection wegen, welche von Conjunctivitis begleitet ist, den Eisbeutel auf, so kann man häufig die Beobachtung machen, dass dieselbe ohne jede weitere Behandlung zurückgeht.

Den Uebergang der chronischen Conjunctivitis in Blennorrhoe habe ich bei der Kältebehandlung niemals beobachtet, ebensowenig, wie zu den granulösen Formen. Die Atropin-Conjunctivitis wird durch die Kälte in derselben Weise wie die catarrhalische gebessert, besonders wenn sich zu derselben Follicularschwellungen hinzugesellt haben.

3. Conjunctivitis blennorrhoica.

Bei der Conjunctivalblennorrhoe ist der Nutzen der Eiscompressen so allgemein anerkannt, dass wohl jeder Praktiker von ihnen Gebrauch machen wird. Grade bei dieser Affection sieht man auch die bedeutendsten Erfolge der abkühlenden Methode, aber trotzdem wird dieselbe wieder nur in voller Ausdehnung im Anfangsstadium benutzt. Ich behaupte aber, dass grade der blennorrhoische Process während seiner ganzen Dauer die Eisbehandlung erfordert und es nur selten Umstände in seinem Verlaufe giebt, welche die Kälte contraindiciren. Ich lasse daher bei der Blennorrhoe die Eisbehandlung in der consequentesten Weise durchführen; Tag und Nacht müssen die Eiscompressen aufgelegt und in kurzen Zwischenräumen gewechselt werden. Nur in den spätern Stadien, wenn die eitrigen Absonderungen geschwunden sind, substituire ich für dieselben den Eisbeutel. Durch letztern wird der Abfluss der Secrete zurückgehalten und dem Wartepersonal nicht so oft die Gelegenheit gegeben, das Auge zu reinigen. Gelingt es gleich in den ersten Tagen, eine Conjunctivalblennorrhoe mit Eis zu behandeln, kann man es erleben, wenn der Process nicht zu hochgradig ist, dass er ohne Anwendung der caustischen Therapie geheilt wird.

5. *Conjunctivitis blennorrhoica.*

Füsilier K. vom 57. Regiment wurde im April 1871 in das hiesige Reservelazareth im Welfenschloss, wo ich die Behandlung der Augenkranken übernommen hatte, mit Conjunctivitis blennorrhoica beider Augen gebracht. Die Augenlider waren stark geschwollen und livid geröthet, kaum zu öffnen. Die Conjunctiva bulbi war stark verdickt und mit kleinen Hämorrhagien durchsetzt, die Uebergangsfalte beträchtlich vergrössert, die Schleimhaut glatt, prall und hochroth gefärbt. Ein reichliches gelblich gefärbtes, mit Flocken vermischtes Secret überströmte die Wangenhaut. Ich liess sofort Eiscompressen auflegen und wies den Wärter an, die ganze Nacht hindurch das Auflegen fortzusetzen. Ausserdem erhielt K. eine Auflösung von *Magnes. sulph.* Der Mann war ruhig und beharrlich und legte mit seltner Consequenz die Eisumschläge auf. Nach sechs Tagen war die Chemose gänzlich geschwunden. Die Schleimhaut war abgeschwollen, erschien sammetartig, mit vielen kleinen Falten besetzt. Die Secretion war sehr spärlich geworden. Nach weitern vier Tagen zeigte die Conjunctiva nur noch eine mässige catarrhalische Schwellung. Ich liess

auch jetzt bei Tage die Kälte noch anwenden. Am 13. Tage konnte
K. völlig geheilt entlassen werden.

Die Kälte wirkt nicht nur schmerzstillend und wohlthuend,
sondern führt auch rascher den Process über das erste Stadium
hinweg, und bereitet die Schleimhaut für die Aetzungen vor.
Die Chemose schwindet, die Secretion wird geringer und die
Conjunctiva nimmt eine blassere Färbung an, welche sie den
weiteren Verlauf hindurch bewahrt. Durch den Nachlass der
Symptome wird sich der behandelnde Arzt nicht so bald aufge-
fordert fühlen, Aetzungen vorzunehmen. Erst wenn die Schwellung der Conjunctiva nachgelassen hat und eine deutliche Entwickelung des Papillarkörpers und Faltenbildung hervortritt, die
Secrete aber eitrig und dickflüssig geworden sind, darf man mit
denselben beginnen. Bei dauernder Eisbehandlung werden die
Blutentziehungen gewöhnlich entbehrlich und auch die Scarifi-
cationen sind nur bei den höchsten Graden der Conjunctival-
schwellung erforderlich. Bei intensiver Anwendung der Kälte
steigert sich der blennorrhoische Process nicht zu übermässiger
Höhe und die Hornhautaffectionen kommen nur selten zur Ausbildung. Bestanden sie aber schon vor dem Beginn der Behandlung, so muss trotzdem die Kälte fortgesetzt werden. Bei ihrer
Anwendung macht der Zerfall des Hornhautgewebes nur geringe
Fortschritte; meistens gelingt es, die Hornhautprocesse auf ihre
ursprüngliche Ausdehnung zu beschränken. Erfolgt dann eine
Besserung der Conjunctiva, so bildet sich der Zustand der Hornhaut in gleichem Verhältniss zurück.

Die acute necrotische Erweichung der Hornhaut und das ringförmige Randgeschwür, welches in kurzer Zeit einen grossen Theil
der Hornhaut umschliessen kann, verbieten die Anwendung der Kälte.

Als Aetzmittel bedient man sich jetzt allgemein der
Höllensteinlösungen von $\frac{1}{2}$—1—2—3 p. C., des *Lapis mitig.*
(*Argent. nitric.* mit *Kal. nitr.* 1:1 oder 1:2) und des *Lapis purus.*
Seit ich die Eisbehandlung in ausgiebiger Weise benutze, habe
ich nie Gelegenheit gehabt, den *Lapis purus* anzuwenden, die
schwächeren Höllensteinlösungen genügen im Beginn gewöhnlich, und dann wird der *Lapis mitig.* in bekannter Weise ange-

wandt. Die Eiscompressen muss der Patient dabei fortsetzen und erst, wenn sich die Anschwellung der Conjunctiva völlig verloren hat, bleiben dieselben zurück.

Bei der chronischen Blennorrhoe, wo die Schleimhaut ungefähr den Zustand der späteren Stadien der acuten Blennorrhoe darstellt, ist von der Kältebehandlung kein solcher Erfolg zu erwarten, jedoch wende ich dieselbe auch bei dieser Form an und beobachte, dass dann die Aetzungen meist gut vertragen werden und eine grössere Wirkung herbeiführen. Die oft sehr reizbare und blutende Schleimhaut wird durch die Abkühlung unempfindlicher und die Anschwellung bildet sich mehr zurück. Besonders günstig aber wirkt der Eisbeutel, dem ich bei dieser Form den Vorzug gebe, auf die begleitenden Hornhautaffectionen, die flachen Substanzverluste, circumscripten Infiltrate und diffusen Trübungen. Sehr rasch bilden sich dieselben zurück, auch wenn sie schon lange bestanden hatten, und werden sehr oft vor der Beseitigung der Schleimhautaffection geheilt.

Die Blennorrhoea neonatorum ist für die Kältebehandlung das dankbarste Feld. Ebenso wie bei der acuten Blennorrhoe der Erwachsenen kann man erstere durch consequentes Auflegen von Eiscompressen häufig ohne alle Caustica beseitigen und ebenso genügen die schwächern Lapislösungen, wenn man die Affection gleich im Beginn mit energischer Abkühlung behandelte. Auch hier sind die Aetzungen nicht eher zu beginnen, als bis das erste Stadium geschwunden ist und die Wiederholung derselben ist genau dem Zustande der Schleimhaut anzupassen. Die Kälte befördert am besten die Abstossung des sogen. Aetzschorfes und vermindert die übermässige Blutanfüllung der Gefässe. Man ist im Stande, die Aetzungen in kürzern Zeiträumen zu wiederholen, wenn man die Abkühlung sorgfältig ausführt. Bis zu den letzten Stadien der Krankheit bewährt sich der Nutzen der Kälte und die so gefährlichen Hornhautaffectionen lassen sich beim Gebrauch derselben am besten beseitigen. Schon manches Auge habe ich auf diese Weise gerettet, welches andere Aerzte schon verloren gegeben hatten, die mit dem Nutzen der Kälte nicht bekannt waren.

Die gonorrhoische Blennorrhoe wird ebenso mit

Kälte behandelt, doch gelingt es bei dieser Form häufig nicht, den bösartigen Hornhautprocessen Einhalt zu thun.

4. Conjunctivitis diphtheritica.

Die diphtheritische Conjunctivitis ist hier am Orte seit längern Jahren nicht epidemisch aufgetreten, doch geht kein Jahr hin, in welchem nicht einzelne sporadische Fälle zur Beobachtung gelangten. Im Beginn der Affection wird nach v. Gräfe's Vorgange die Kälte indicirt gehalten. Dieselbe wird meistens gut vertragen und man setzt sie bis zur Abstossung der Membranen fort. Für dies Stadium wird vielfach die feuchte Wärme empfohlen, um dadurch den Eintritt der blennorrhoischen Beschaffenheit zu befördern. Meine Versuche, das Kataplasma anzuwenden, gaben kein günstiges Resultat, die Chemose, welche schon geschwunden war, trat wieder ein und die Entzündungserscheinungen vermehrten sich in bedrohlicher Weise. Ich lasse daher den ganzen Verlauf hindurch die Kälte anwenden. Auch die Hornhautaffectionen habe ich immer in normaler Weise verlaufen und keine Vermehrung derselben sich entwickeln sehen. Innerlich gebe ich Calomel oder lasse *Unguent. Hydrargyr. ciner.* einreiben. Bei dieser Behandlung habe ich meistens günstige Resultate erzielt und selbst Augen gerettet, deren Hornhaut zur Hälfte eitrig infiltrirt war.

5. Ophthalmia granulosa.

Nach Stromeyer's Vorgange betrachten wir alle die verschiedenen Krankheitsformen, bei welchen sich in der Schleimhaut der Conjunctiva Granulationen vorfinden, von einer gemeinsamen Ursache abhängig, nämlich von der Vergrösserung und Veränderung der Lymphfollikel. Nach dieser Anschauungsweise sind die einfachen, nicht entzündlichen Granulationen als die Grundform zu betrachten. Diese kann für sich bestehen, oder aber sich mit Hyperämie der Schleimhaut compliciren, mit catarrhalischer Entzündung oder mit Blennorrhoe. Gehen die Granulationen selbst weitere Veränderungen ein, entzünden sie sich und entwickelt sich eine Verdickung der Schleimhaut mit starker Gefässneubildung und bilden sich zwischen den einzelnen Fol-

likeln Anhäufungen von Zellen mit dem Character der Lymphkörperchen in dem zwischenliegenden Bindegewebe, so ist der
Process entstanden, welchen man mit dem Namen Trachom be-
legt hat. Obgleich der positive Beweis für die Richtigkeit dieser
Ansicht noch nicht geführt ist, so empfiehlt sich dieselbe doch
für die practischen Zwecke, da die Behandlung der verschiedenen
Vorgänge nach dieser Anschauungsweise sich am besten regeln
lässt. Sämisch dagegen führt in seiner Abhandlung (Gräfe
und Sämisch, Band IV, 2. Theil) eine Trennung der fraglichen Zustände in Conjunctivitis follicularis und Conjunctivitis
granulosa ein. Bei der ersten Form sollen die Follikel die Grund-
lage der pathologischen Veränderungen bilden, welche nur aus
einem Erguss von Lymphkörperchen unter das Epithel der Conjunctiva bestehen, ohne bestimmte Bindegewebshülle und ohne
Weiterentwickelung der andern Gewebselemente. Der Follikel
soll nach seiner Rückbildung niemals Narbengewebe zurücklassen.
Die Granula aber stellen ausser der Ansammlung von Lymph-
zellen Veränderungen der andern Gewebselemente dar und liefern
nach ihrem Verschwinden ein Narbengewebe, welches die secundären Veränderungen des trachomatösen Processes herbeiführt.

Die allgemeinen Vorschriften für alle Kranken dieser Art sind
die gleichen: die äussern Verhältnisse müssen gesundheitgemäss
geregelt und die Möglichkeit einer Uebertragung der Affection auf
Gesunde verhindert werden. Für die örtliche Behandlung der in
Rede stehenden Processe ergiebt sich aber weiter der wichtige
Grundsatz, dass man nicht mehr wie früher unternimmt, die Granulationen zu zerstören, sondern die Schleimhaut durch Mittel
anzuregen sucht, um die hypertrophirten Gewebstheile auf den
normalen Entwickelungszustand zurückzuführen.

Bei der Behandlung der einfachen Granulationen,
oder wenn sie mit Hyperämie complicirt sind, ist das Hauptgewicht auf die allgemeinen Massregeln zu legen. Besonders sind
die Schädlichkeiten zu vermeiden, welche erfahrungsgemäss zur
Entstehung der Granulationen Veranlassung geben können, wie
überfüllte Zimmer mit schlechter Ventilation, zu enge Schlafräume und feuchte Wohnungen. Die Patienten müssen sich möglichst viel in frischer Luft bewegen, sich häufig waschen und

baden. Als örtliche Mittel wirken am sichersten die kalten Wasserumschläge, in stärkern Fällen die Eiscompressen, bei längerer Dauer der Krankheit und wenn die Hyperämie der Schleimhaut nachgelassen die leichten Adstringentien. Welche Erfolge man durch solche Massregeln zu erzielen vermag, lässt sich am besten in einer Anstalt mit ständigen Bewohnern studiren. Man kann sich überzeugen, wie lange Zeit auch bei dem vorsichtigsten Verhalten erforderlich ist, bis die Granulationen soweit zurückgehen, dass sie dem Auge nicht mehr sichtbar sind. Man kann weiter erfahren, wie leicht bei der Wiederkehr der frühern Schädlichkeiten die Granulationen wieder hervortreten. In der hiesigen Blindenanstalt trat vor acht Jahren eine Endemie von Granulationen auf. Nach den vorhin ausgesprochenen Grundsätzen leitete ich die Behandlung und erlebte das allmälige Schwinden der einfachen Granulationen. Granulationen mit Hyperämie kamen nach 4- bis 5 monatlicher Dauer der Endemie nicht mehr vor. Es dauerte aber über ein Jahr lang, dass die einfachen, nicht vascularisirten Granulationen bei allen Bewohnern des Hauses verschwunden waren. Seit jener Zeit ist die Krankheit nicht wieder hervorgetreten, und wenn heftige Conjunctivalcatarrhe oder Blennorrhöen auftraten, haben sie sich in keinem Falle mit Granulationen complicirt.

Tritt zu den Granulationen ein acuter Catarrh oder eine Blennorrhoe hinzu, so entsteht der Zustand, welchen man als acute Granulationen bezeichnet. Bei dieser Form ist die Kältebehandlung in consequenter Weise durchzuführen. Man kann durch zu frühen Gebrauch der Aetzmittel einen erheblichen Schaden herbeiführen, indem durch zu starke Reizung der Schleimhaut gefährliche Exacerbationen hervorgerufen werden. Ich habe daher den Grundsatz angenommen, mit der Eisbehandlung und Abführmitteln solange fortzufahren, als ich damit noch eine Besserung erziele. Erst wenn ich bemerke, dass die Schleimhautaffection nicht mehr zurückgeht, beginne ich mit vorsichtigem Bestreichen derselben mit einer 1—3 procentigen Höllensteinlösung. Meistens werden dann die Aetzungen vertragen, und mit dem Zurückgehen der Schleimhautaffection verkleinern sich die Granulationen in gleichem Verhältniss. Entstanden stärkere

Wucherungen der Schleimhaut bei den blennorrhoischen Formen, ist man genöthigt, auch den *Lapis mitigatus* in Anwendung zu ziehen und habe ich stets die besten Erfolge damit erlebt, wenn die Anwendung der Eisumschläge recht regelmässig durchgeführt wurde. Doch dürfen hier besonders die Aetzungen nicht zu stark ausgeführt werden und nie darf es zur Bildung einer wirklichen Eschara kommen. Bei dieser schonenden Behandlungsweise ist es mir meistens gelungen, den Verlauf der Krankheit abzukürzen und die Patienten vor Recrudescenzen des granulösen Processes zu bewahren.

6. *Acute Granulationen.*

Frl. Emma W., 20 Jahre alt, war seit acht Tagen an acuten Granulationen erkrankt. Bei der Untersuchung fand ich eine mässige Chemose und Schwellung beider Lider. Die Granulationen zeigten eine mittlere Entwickelung und die Schleimhaut war blennorrhoisch verändert. Kälte war bisher nicht angewandt, sondern nur adstringirende Umschläge. Ich verordnete Bitterwasser und fortwährende Anwendung von Eiscompressen. Dieselben wurden auch Nachts von der Mutter fortgesetzt. Nach drei Tagen war die Chemose geschwunden und die Lider abgeschwollen, am 6. Tage bemerkte ich keine erhebliche Eiterabsonderung mehr, am 10. Tage konnte ich eine einprocentige Höllensteinlösung einstreichen. Die Kälte wurde sehr gewissenhaft fortgesetzt. Die Conjunctiva verlor die Auflockerung und in gleichem Maasse verkleinerten sich die Granula. Nach vierzehntägiger Beobachtung erkrankte darauf die jüngere Schwester auf dem linken Auge ebenfalls an acuten Granulationen. Die Erscheinungen waren dieselben, wie bei der Ersterkrankten. Ich liess sofort Eiscompressen auflegen. Die Erscheinungen gingen rasch zurück und schon am 6. Tage konnte ich die einprocentige Lösung von *Argent. nitric.* benutzen. Der Zustand der Augen war bei beiden Schwestern bald ein gleicher. Nachdem ich zehn Tage lang die Lösung gebraucht hatte, erschien die Conjunctiva von den drei ergriffenen Augen nicht mehr angeschwollen und nur einige Reihen von mässig grossen Körnern waren auf der Uebergangsfalte zu entdecken. Die Eisbehandlung wurde unterlassen und *Zinc. sulph.* 1 p. C. eingestrichen. Nach Verlauf von vier Wochen konnte man bei beiden Damen mit unbewaffnetem Auge keine Gra-

nula mehr auffinden und die Conjunctiva zeigte ein völlig normales
Aussehen.

Wie wenig übrigens diese Grundsätze allgemein angenommen
sind und der Zeitpunkt zum Beginn der Aetzungen verschieden
gewählt wird, zeigt folgendes Beispiel.

Als ich nach der Schlacht bei Langensalza mit mehreren
Aerzten dorthin gereist war, besuchte ich eines Morgens in Be-
gleitung von zweien derselben, von welchen der eine in Göttingen,
der andere in Wien seine ophthalmologischen Studien betrieben
hatte, ein zum Hospital eingerichtetes grösseres Gebäude. Der
behandelnde Arzt, welcher uns herumführte, zeigte uns ausser
den Verwundeten auch drei Soldaten, welche von acuten Granulationen befallen waren, mit mässiger Auflockerung der Conjunctiva und Schwellung der Augenlider. Der ordinirende Arzt
fragte uns, wie wir die Kranken behandeln würden. Der eine
meiner Begleiter schlug vor, eine Aetzung mit *Cupr. sulph.* vorzunehmen, der andere wollte eine 4procentige Lösung von *Argent.
nitric.* einstreichen. Ich rieth zu Abführungen und Eisumschlägen. Der Militärarzt stimmte mir bei und wie ich von ihm
später hörte, sind die Patienten in ziemlich kurzer Zeit von
ihren Granulationen befreit.

Auch im weiteren Verlaufe der Krankheit werden durch zu
häufige oder zu starke Aetzungen viele Processe dieser Art sehr in die
Länge gezogen. Man hat oft Gelegenheit, die Beobachtung zu
machen, dass Granulöse, welche schon längere Zeit mit Aetzmitteln
behandelt waren ohne Fortschritte zu machen, nach der einfachen
Eisbehandlung sich rasch bessern, und später die Caustica besser
vertragen. Die Behandlung des Trachoms muss nach denselben Grundsätzen geleitet werden. Die allgemeinen Massregeln
müssen hier womöglich noch strenger durchgeführt werden,
da die Dauer der Krankheit meistens eine überaus lange ist.
Die vascularisirten Granula bedürfen zu ihrer Rückbildung einer
langen Zeit und ebenso die pathologischen Processe in dem
Gewebe der Schleimhaut. Auch hier gilt der Grundsatz, nicht
zu früh und nicht zu starke Aetzungen auszuführen. An-
fänglich ist die antiphlogistische Methode indicirt und besonders

bereitet eine längere Anwendung des Eisbeutels die Schleimhaut in geeignetster Weise zu den Aetzungen vor.

Wie sich die Granulationen unter der alleinigen Einwirkung des Eisbeutels verändern, habe ich kürzlich deutlich zu beobachten Gelegenheit gehabt. Bei einem jungen Mädchen, welches auf beiden Augen an Trachom litt, waren längere Zeit hindurch Aetzungen mit *Cupr. sulphur.* ohne Erfolg ausgeführt. Als ich sie zuerst sah, fand ich auf dem linken Auge die Uebergangsfalte des Unterlides verdickt und mit vielen hanfkorngrossen Körnern besetzt. Auch die Conjunctiva bulbi enthielt mehrere Reihen von Granulationen. Das Oberlid zeigte dieselben Erscheinungen noch in verstärktem Maasse, so zwar, dass die Uebergangsfalte als dicker Wulst beim Aufheben des Lides sich hervordrängte, dicht besetzt mit unregelmässig geordneten Körnern. Die Conjunctiva bulbi umgab, als ein 2^{mm} hoher Wulst die Hornhaut, dicht bedeckt mit durchsichtigen Körnern. Selbst die Hornhaut war auf dem obern Viertel ihres Umfanges mit mehrern Reihen kleiner Granula besetzt. Die Schleimhaut selbst war nur mässig verdickt und zeigte die Erscheinungen von chronischer Hyperämie. Eine Absonderung fand gar nicht statt. Auf dem rechten Auge bestanden nur in beiden Uebergangsfalten mässige Ansammlungen von Granulationen. Ich liess die Kranke in das Stift aufnehmen und verordnete ihr, weil das Verhalten der Schleimhaut so günstig war, nur den Eisbeutel, welcher Tag und Nacht aufgelegt wurde. In der ersten Woche verminderte sich die Hyperämie der Schleimhaut, in der zweiten verloren sich die Granulationen der Hornhaut und die Körner der übrigen Partien verkleinerten sich, in der dritten Woche trübte sich der Inhalt der Granulationen der Conjunctiva bulbi. Nach mehreren Tagen färbten sich einzelne Granula gelblich, verkleinerten sich und waren nach einer weitern Woche verschwunden. Derselbe Vorgang wiederholte sich auch an den Granulationen der Uebergangsfalte. Mehr und mehr bildeten sich die Granula zurück, so dass nach fast fünfwöchentlichem Gebrauch des Eisbeutels die Conjunctiva bulbi ganz frei war von Körnern und die Schleimhaut nur noch wenig Anschwellung zeigte. Die untere Uebergangsfalte war um die Hälfte verkleinert

und nur wenig Granula waren auf ihr zu entdecken; die obere
Uebergangsfalte dagegen liess noch eine grössere Anzahl von
Körnern erblicken, aber ihr Volumen hatte gleichfalls bedeutend abgenommen.

Nachdem man die Aetzungen mit 1 — 3 procentigen
Höllensteinlösungen begonnen hat, geht man bald zu dem
Lapisstift über. Die Eisbehandlung muss dabei ebenso fortgesetzt werden und der Eisbeutel, wenn es sich einrichten lässt,
auch Nachts wieder angefüllt werden. Sind dann die stärkern
Wucherungen der Schleimhaut durch den Höllenstein beseitigt, ist jetzt allgemein das *Cupr. sulph.* als das beste Mittel
anerkannt. Auch bei Anwendung dieses lasse ich den Eisbeutel noch weiter gebrauchen. Erst wenn auch das *Cupr.
sulph.* nicht mehr indicirt ist, lasse ich die Kälte zurück und ziehe
sie nur bei acuten Exacerbationen wieder in Anwendung.

Diese Methode gleichzeitig bei einer grösseren Anzahl von
Kranken zu benutzen, hatte ich im Kriegsjahre 1870—71 in
dem hiesigen Reservelazareth auf dem Welfenschlosse Gelegenheit.
Ausser verschiedenen leichtern Krankheitsformen waren die
Trachomatösen in überwiegender Anzahl vorhanden. Etwa 150
Kranke hatte ich im Laufe eines Vierteljahres an dieser Affection
zu behandeln. Alle Abstufungen des granulösen Processes kamen
hier zur Beobachtung, von einfachen Granulationen mit Catarrh
bis zu den stärksten trachomatösen Wucherungen. Bei der Ankunft liess ich zuerst jeden Patienten baden und dann sofort mit der Kältebehandlung beginnen. Mir stand für die
Trachomatösen glücklicherweise ein geeignetes Local zur Verfügung, indem dieselben in einem sehr geräumigen Saale lagen
von 40' Höhe, mit nach Norden gelegenen Fenstern. Bei allen
Kranken verschwand in wenigen Tagen die anfängliche Lichtscheu, die Lider schwollen ab und die Schleimhaut verlor die
gereizte, stark injicirte Beschaffenheit. Die bei Trachom so
oft beobachtete, die Cornea radiär umgebende Injection verlor
sich und die Secretion wurde geringer. Gingen dann die Symptome bei der einfachen Behandlung nicht weiter zurück, begann ich mit Höllensteinlösungen von $1/2$ bis 2 p. C. oder *Lap.
mitig.* zu ätzen. Die Soldaten mussten zweimal täglich spazieren

gehen, die übrige Zeit aber fortwährend die Augen abkühlen. Es war oft schwierig, diese Verordnung durchzuführen, aber die meisten fanden sich bereit dazu, nachdem sie die wohlthätige Wirkung derselben empfunden hatten. Ich hatte die Genugthuung, dass die Trachomatösen sich verhältnissmässig rasch besserten und nur bei einzelnen acute Exacerbationen erfolgten. Als später die Kranken zu ihren betreffenden Armeecorps zurückverlegt wurden, kam eine Anzahl der Trachomatösen zusammen in einem Ort einer andern Provinz. Nach einiger Zeit traf ein Bericht von diesen hier ein, welcher mittheilte, dass sich die Augen der Abgereisten dort wieder erheblich verschlechtert hätten. Sie bekämen kein Eis und die Augen würden wieder stark geätzt. Als ich die Augenabtheilung einem Militärarzt abgegeben hatte, äusserten die Kranken ihre Zufriedenheit dadurch, dass sie eine Deputation an mich absandten, um mir ihren Dank für die gute Behandlung auszusprechen, und sie veröffentlichten noch eine Danksagung dieses Inhalts in einem unserer Localblätter.

Oft ereignet es sich, dass schädliche Verhältnisse das Trachom herbeiführen und seine Dauer ungemein verlängern. Besonders in grössern Städten sind die engen und unzweckmässig angelegten Schlafräume, sowie das Bewohnen neu erbauter Häuser häufig der Grund der langsamen Heilung der Krankheit. Die Entfernung der Patienten aus solchen Räumen unterstützt in eclatanter Weise den Erfolg der Behandlung.

7. Trachoma.

Herr F., ein einjährig Freiwilliger, aus Weener, hatte schon über ein Jahr lang an Trachom gelitten, welches soweit geheilt war, dass er dienstfähig befunden wurde. Nach zweimonatlicher Dienstzeit trat ein heftiger Rückfall auf, und er ward im hiesigen Militärhospital behandelt. Sechs Wochen blieb er daselbst und wurde dann mehrere Monate als Revierkranker geführt. Während dieser Zeit blieb sein Zustand unverändert und seine Vorgesetzten überlegten schon seine Entlassung nach Hause. Da stellte er sich mir vor. Ich fand die Conjunctiva beider Augen stark injicirt, die Granulationen waren hanfkorngross und reihenweise geordnet, die Lider mässig geschwellt. Die Absonderung war mässig stark. Ich regelte zuerst seine Diät und Beschäftigung und verordnete ihm dann den Eisbeutel. Aetzungen nahm ich gar nicht vor, welche bisher mit *Cupr. sulphur.* ausgeführt waren. Der Kranke war von ruhigem Temperament und führte den Gebrauch des Eisbeutels den ganzen Tag hindurch aus, mit Ausnahme der Stunden, welche ich ihm zu Spaziergängen erlaubt hatte. Nach zwei Wochen war das Krankheitsbild ein wesentlich anderes geworden, die Lider waren abgeschwollen, die Conjunctiva nur mässig injicirt und die Granulationen ersichtlich verkleinert. Jetzt begann ich mit *Argent. nitric.* 1 p. C. zu ätzen und machte nach weiteren acht Tagen den Uebergang zum *Cupr. sulphur.* Letzteres wandte ich in sehr schonender Weise an und applicirte es gewöhnlich nur einen um den andern Tag. Die Kälte wurde dabei regelmässig fortgesetzt. Nachdem Patient sechs Wochen von mir behandelt war, zeigte sich sein Zustand so weit gebessert, dass er seinen Dienst wieder antreten konnte. Die Conjunctiva war nur noch wenig aufgelockert, die Granula zum grossen Theile geschwunden und die übriggebliebenen sehr verkleinert. Eine Woche darauf musste F. mit zum Manöver ausrücken, welches mehrere Tage dauerte. Nicht nur erfolgte während desselben keine Verschlimmerung, sondern auch die ganze folgende Dienstzeit verlief ungestört. Als er entlassen wurde, waren die Granulationen nicht ganz verschwunden, aber so verkleinert, dass sie nicht über das Niveau der Schleimhaut emporragten.

8. *Trachoma.*

Fräulein R. aus Leer, 18 Jahr alt, wurde in ihrem 7. Jahre von ihrer Wärterin mit Granulationen inficirt. Ab und an traten Rückfälle auf, welche bis zum Beginn des Schulbesuchs nur wenig Beschwerden verursachten, dann aber traten erheblichere Störungen ein und ein zugezogener Arzt ätzte die Conjunctiva mit *Cupr. sulphur.* In den folgenden Jahren traten mehrfache Verschlimmerungen ein und es bildeten sich auf beiden Augen kleine Hornhautinfiltrate. In ihrem 17. Jahre kam Frl. R. zu einer hiesigen Familie. Zuerst hielten sich die Augen gut, nachdem aber Frl. R. in einer kleinen, niedrigen Dachkammer eine Zeit lang geschlafen hatte, entzündeten sich die Augen von Neuem. Im Mai fand ich auf beiden Augen die Uebergangsfalte stark mit reihenweis gestellten, fast linsengrossen Granulationen bedeckt, welche schon bei geschlossenen Lidern sich wie ein dicker Wulst markirten. Auch die Conjunctiva tarsi war dicht mit Körnern besetzt. Die Augenlidränder waren angeschwollen und ein schleimiges Secret wurde abgesondert. Auf der linken Hornhaut fand sich am obern Rande ein kleines Hornhautgeschwür mit mässiger Gefässbildung. Ich verlangte zuerst, dass die Patientin eine passendere Kammer bekäme, und liess sie dann den Tag über den Eisbeutel auflegen. Nach zwei Wochen waren die Lider abgeschwollen, die Schleimhaut weniger injicirt und das Hornhautgeschwür verheilt. Ich ging nun zum Einstreichen einer 1procentigen Höllensteinlösung über, welche Frl. R. gut vertrug. Nach zehn Tagen aber erkältete sich die Kranke auf einem weitern Spaziergange, es entstand eine neue Entzündung und ein neues Infiltrat bildete sich auf der linken Hornhaut. Dies veranlasste mich, Frl. R. Anfang Juni in meine Klinik aufzunehmen. Hier wurde ihr eine geräumige Stube und Kammer zur Verfügung gestellt, und der Eisbeutel fortdauernd angewandt. Rasch trat danach eine Besserung ein. Die Schleimhaut verlor ganz ihre gereizte Beschaffenheit, die Absonderung hörte auf und ich konnte nach einer Woche zur Anwendung des *Cupr. sulphur.* übergehen. Bei vorsichtigem Gebrauch desselben konnte man bald ein Zurückgehen der Trachomkörner bemerken und das Hornhautinfiltrat schwand, ohne dass es zur Geschwürsbildung kam. Einigemal musste ich die Aetzungen unterlassen, da wieder Entzündungsanfälle auftraten, im Allgemeinen aber machte die Besserung stetige Fortschritte, so dass Patientin Anfang September entlassen werden konnte. Zu dieser Zeit boten die Augen folgenden Anblick dar: Auf der Conjunctiva war von den starken Körnern der Uebergangsfalten keine Spur mehr zu entdecken, nur am untern Lide des linken Auges waren einige Körner übrig geblieben. Die Uebergangsconjunctiva präsentirte sich als ein flacher Wulst verdickter Schleimhaut mit glatter Oberfläche und blasser Färbung. An der Uebergangsfalte der beiden Oberlider machte sich eine geringe narbige Schrumpfung bemerklich. Die Conjunctiva tarsi war gleichfalls gänzlich frei von Körnern und zeigte hier und da noch Unebenheiten, welche durch das Schwinden der Follikel entstanden waren.

In den spätern Stadien des Trachoms, wenn die Schleimhaut auf ihrer Oberfläche schon abgeglättet erscheint und sich in ihr Narbenstränge gebildet haben, wendet man nur die mildern Mittel an. Die Kälte kann hier keine grosse Wirkung mehr erzielen, doch pflege ich im Beginn der Behandlung einige Zeit den Eisbeutel auflegen zu lassen. Bei geringer Vascularisation oder sehr gesteigerter Reizbarkeit der Schleimhaut sind die Kataplasmen häufig von gutem Nutzen.

Das Trachom kann mit verschiednen krankhaften Allgemeinzuständen complicirt sein. Die Scrophulose und Tuberculose machen den trachomatösen Process sehr hartnäckig. Bei ersterer tritt besonders die Neigung zu Hornhautaffectionen und Liderkrankungen hervor und diese Fälle zeichnen sich durch grosse Unverträglichkeit der localen Behandlung aus. Man muss daher, ebenso wie bei tuberculösen Trachomatösen, auf die Allgemeinbehandlung das Hauptgewicht legen; selbst die Kälte wirkt bei beiden Formen nicht immer günstig ein. Eine Complication mit Rheumatismus ist besonders lästig, da diese den Gebrauch der Kälte gewöhnlich verbietet; ausserdem aber pflegen sich die Augen mit jedem neuen Hervortreten des Rheumatismus wieder zu injiciren. Wenn Trachomatöse an Störungen der Verdauung oder der Leberfunctionen leiden, müssen diese Zustände sorgfältig berücksichtigt werden. Durch diese Massregel und durch den Eisbeutel kann man oft schnelle Besserungen erzielen.

Bei den schweren Fällen, wo nach erfolgter Schrumpfung der Conjunctiva auf dieser oder der Cornea fortwährend neue Entzündungen entstehen, vermag die Kälte nur die entzündlichen Erscheinungen herabzusetzen und ihre Wiederkehr seltener zu machen.

6. Conjunctivitis phlyctaenulosa.

Die einfache Conjunctivitis phlyctaenulosa, mag sie mit starker Gefässentwickelung einhergehen oder nicht, wird durch die Anwendung von Eiscompressen geheilt und ihr Verlauf abgekürzt. Darauf lässt man eine Zeit lang die Reizmittel, Calomelpulver oder Präcipitatsalbe gebrauchen. Die Conjunctivitis phlyctaenulosa miliaris (Sämisch) hingegen verträgt nur in den ersten

Tagen die abkühlende Methode, und sobald die sie meistens begleitenden lebhaften Reizerscheinungen zurückgegangen sind, muss man zur Anwendung der feuchten Wärme übergehen, der man wiederum die Reizmittel folgen lässt. Durch die Kälte würde man diesen Process in die Länge ziehen und den Eintritt von Recidiven beschleunigen. Die Conjunctivitis phlyctaenulosa pustulosa verträgt die Kältebehandlung sehr gut, besonders wenn der Patient nicht bedeutende scrophulöse Ausschläge oder Anschwellungen gleichzeitig besitzt. Die starke Injection der Conjunctiva lässt bald nach und die Phlyctäne verkleinert sich von Tage zu Tage. Häufig gelingt es durch die Kältebehandlung die Phlyctäne nicht zur völligen Ausbildung gelangen zu lassen und beginnende Hornhautaffectionen zu beseitigen. Sehr vortheilhaft ist es, dass die conjunctivalen Entzündungen, Catarrhe oder Granulationen, bei welchen diese Affection oft auftritt, ebenfalls durch die Kälte ihre Heilung finden und ebenso die durch die Pusteln erzeugten Hornhautprocesse dieselbe nicht contraindiciren.

Da die phlyctänuläre Conjunctivitis am häufigsten Scrophulöse befällt, ist das Allgemeinbefinden dem entsprechend zu regeln und besonders auf die Hautcultur und eine möglichst einfache Diät zu achten.

C. Krankheiten der Hornhaut.

Verschiedne Behandlungsmethoden werden bei den Entzündungen der Hornhaut angewandt: Warme Umschläge, Kataplasmen, die Kälte, *Aqua Chlori*, der Druckverband und die Spaltung des Geschwürsgrundes stehen einander gegenüber.

Mit allen angeführten Methoden habe ich experimentirt und bin jetzt dahin gelangt, dass ich *Aqua Chlori* und die Spaltung des Geschwürsgrundes gar nicht anwende, warme Umschläge und den Druckverband, wenn ich die Kranken nicht öfter beobachten kann. Bei weitaus den meisten Entzündungen der Hornhaut wende ich die Kälte an und, wo diese nicht passt, das Kataplasma.

Nicht so allgemein, wie bei den Krankheiten der Conjunctiva, kann ich die Behauptung aufstellen, dass die Kälte für alle Formen der Entzündung heilbringend sei; denn bei verschiednen entzündlichen Processen der Hornhaut wirkt die Kälte direct nachtheilig ein. Bei den übrigen Entzündungen aber kann ich wohl behaupten, dass man mit der Kälte die schnellsten Heilungen erzielt. Ich wende dieselbe immer in Form des Eisbeutels an. Eiscompressen werden selten gut vertragen und oft habe ich erfahren, dass Patienten, bei welchen ich diese im Beginn der Krankheit benutzen liess, sie unangenehm empfanden, mit der Abkühlung hingegen sehr zufrieden waren, wenn sie in Form des Eisbeutels angebracht wurde. Die Schwere des Beutels wirkt ausserdem nützlich ein und wir erzielen daher eine doppelte Wirkung, die der Kälte und des Druckes.

Der Eisbeutel ist nicht nur so lange heilsam, als eine starke Gefässentwickelung besteht und eine deutliche Wärmevermehrung des erkrankten Auges sich nachweisen lässt, sondern solange bis die Eiterinfiltration gänzlich geschwunden ist und das Geschwür sich mit Narbensubstanz ausfüllt. Von dem Zeitpunkt an, wo zur Reparation der pathologischen Processe eine erhöhte Gefässthätigkeit erforderlich wird, ist feuchte Wärme indicirt.

Bei jeder Hornhautentzündung stärkern Grades lasse ich die Kranken im Bette liegen und den Eisbeutel Tag und Nacht auflegen.

Dass die eben geschilderte Behandlungsweise sich mit der der meisten Augenärzte in Widerspruch befindet, ist mir bewusst. Wie schon v. Gräfe bei Hornhautentzündungen der Kältebehandlung keine Stellung einräumte, so ziehen die meisten Fachgenossen dieselbe nicht in Anwendung. Sämisch, welcher in seinem Handbuch die Hornhautkrankheiten in sehr eingehender und vorzüglicher Weise abhandelt, hat für die Kälte nur eine Indication, nämlich die Keratitis pannosa, welche durch Granulationen entstanden ist, wenn letztere die Application der Topica nicht zulassen. Für alle andern entzündlichen Vorgänge hält er neben *Atropin* die feuchte Wärme und event. den Druckverband für indicirt. Die strenge Antiphlogose durch Kälte und Blutentziehungen soll nicht nur wirkungslos, sondern sogar nachtheilig sein. Er behauptet, durch die Kälte werde bei eitrigen Processen der Zerfall des Hornhautgewebes begünstigt. Für ganz acut verlaufende und bei Schwächezuständen sich entwickelnde

Hornhautvereiterungen bin ich derselben Ansicht, für alle andern Formen aber behaupte ich, dass durch kein Mittel der Zerstörung des Hornhautgewebes stärker entgegengewirkt wird, als durch die Kälte. Sämisch hat seine Erfahrungen bei Anwendung der Eiscompressen gesammelt, da er den Eisbeutel überhaupt aus der Therapie der Augenkrankheiten verbannt wissen will. Grade dieser Umstand scheint mir der Grund des abweisenden Verhaltens gegen die Kälte auch bei den meisten Fachgenossen zu sein. Ich wünsche lebhaft, dass sich die Augenärzte der Anwendung des Eisbeutels bei Hornhautkranken zuwenden möchten, da ich von der ausgezeichneten Wirksamkeit desselben überzeugt bin. Nachtheile habe ich durch seine richtige Anwendung nicht entstehen sehen, höchstens wird die Entzündung in ihrer Heilung zurückgehalten, wenn die Kälte nicht mehr angezeigt ist. Den Eisbeutel vertragen die Kranken deswegen so gut, weil ich ihn stets in ein Tuch einschlagen lasse und dafür sorge, dass keine Anfeuchtung desselben geduldet wird. Fast nie beklagen sich die Patienten über zu grosse Kälte oder ein Gefühl von störendem Druck. Die Erfolge, welche ich durch die Abkühlung erziele, sind meines Erachtens bemerkenswerth genug, um einen Versuch mit derselben zu rechtfertigen, da es gelingt zugleich mit den geeigneten innern Mitteln Hornhautinfiltrate von 6^{mm} Durchmesser und Hypopyen, welche die Hälfte der vordern Kammer einnehmen, in 10—12 Tagen zum Schwinden zu bringen. Vergleichende Versuche, welche ich unter möglichst gleichen Umständen mit dem Kataplasma und dem Eisbeutel ausführte, ergaben für ersteres immer eine längere Behandlungsdauer. Die gleichen Heilungsvorgänge, welche ich mit dem Eisbeutel in 10—12 Tagen erreiche, erfordern 18—20 Tage bei Anwendung des Kataplasma. Ein weiterer Grund, welcher die Augenärzte abhält, die Kälte bei Hornhautentzündungen anzuwenden, scheint mir in der Annahme zu liegen, dass die Abkühlung der Gewebe die Aufsaugung des in sie ergossenen Eiters verhindere. Ich brauche nur auf die Erfahrungen in der Chirurgie hinzuweisen, welche das Gegentheil darthun.

Verwirft man die Kälte bei eitrigen Hornhautentzündungen

gänzlich, so kann man in die Lage kommen, bei sehr bedrohlichen Zuständen keine directe Hülfe gewähren zu können. Sämisch untersagt bei den Hornhautabscessen, welche nach Conjunctivalblennorrhoe entstehen, die Kälte unbedingt, obgleich er die vortreffliche Wirkung derselben auf den Schleimhautprocess hervorhebt. Die Anwendung der Caustica hat ihre Bedenken, die feuchte Wärme und der Druckverband werden durch die Blennorrhoe verboten. Es bleibt also nur das *Atropin* und die Regelung der allgemeinen Verhältnisse übrig.

1. Keratitis phlyctaenulosa.

Die phlyctänuläre Entzündung der Hornhaut entwickelt sich hauptsächlich auf scrophulösem Boden. Im Beginn derselben wende ich immer die Kälte an. Nach keinem Mittel weicht so schnell die oft hochgradige Lichtscheu, als durch den Eisbeutel. Ebenso indiciren der Conjunctivalcatarrh und Granulationen, welche häufig mit dieser Form verbunden sind, den Gebrauch desselben. Die Kinder, um die es sich gewöhnlich handelt, empfinden die Kühlung sehr angenehm und lassen sich den Eisbeutel gefallen. Sie richten den Kopf nach einigen Tagen besser in die Höhe und sind weniger geneigt, ihn in die Kissen zu bohren, da der Eisbeutel das Auge bedeckt und vom Lichte abschliesst. Sobald die Lichtscheu und die starke Injection der Hornhaut, sowie des Limbus conjunctivae corneae geschwunden sind, lasse ich die Kälte zurück und wende mich zu lauwarmen Umschlägen, um später zu den Reizmitteln überzugehen. Auf diese Weise gelingt es, die leichtern Formen der Krankheit in kurzer Zeit zu heilen. Auch in den spätern Stadien erzielt man durch die Abkühlung günstige Resultate, wenn die Reizerscheinungen stark entwickelt sind. Treten dieselben mehr zurück oder entstehen Rückfälle während des Gebrauchs des Eisbeutels mit mässiger Injection und geringer Lichtscheu, oder wird er dem Patienten lästig, ist er durch warme Umschläge zu ersetzen. Die häufig die Phlyctänen begleitenden scrophulösen Affectionen andrer Organe werden bei der Behandlung sorgfältig berücksichtigt.

Die nach Phlyctänen zurückbleibenden Hornhautgeschwüre,

solange sie eine lebhafte Injection zeigen, sind der Kältebehandlung ebenfalls zugänglich; bestehen sie aber schon lange und haben keine Tendenz zum Heilen, muss man die warme Methode wählen, das Eis würde solche Processe in die Länge ziehen. Treten zu den Phlyctänen graugelbliche Infiltrationen der Hornhaut hinzu und entwickelt sich ein Hypopyon, dann muss die Behandlung der eitrigen Keratitis eintreten. Seit ich Keratitis phlyctaenulosa mit Eis behandle, habe ich viel seltner als früher den Ausgang in büschelförmige Keratitis beobachtet und die Entstehung eines Pannus scrophulosus gehört zu den Seltenheiten. Dann finde ich, dass die Rückfälle seltner erfolgen und wenn sie eintreten, meist einen leichtern Character annehmen. Endlich aber ereignen sich die Rückfälle nicht so rasch nach der ursprünglichen Erkrankung, als es gewöhnlich der Fall zu sein pflegt. Dieser Umstand ist bei den Scrophulösen von grosser Bedeutung, da man in den freien Intervallen Zeit gewinnt, die Constitution der Kranken zu verbessern und die Säftebereitung mehr zur Norm zurückzuführen. Oft habe ich beobachtet, dass Kinder, nachdem bei ihnen eine Hornhautkrankheit durch Eis geheilt war, wieder Drüsenentzündungen oder Hautausschläge nach kurzer Zeit bekamen, ihre Augen aber unversehrt blieben.

9. *Keratitis phlyctaenulosa.*

Christoph P. aus Meinersen, 13 Jahr alt, seit Jahren scrophulös, hatte seit seinem 5. Jahre verschiedne Hornhauterkrankungen durchgemacht. Zuletzt im Winter 1872 wurde sein rechtes Auge von eitriger Keratitis befallen, in Folge deren sich am untern Theile der Hornhaut ein prominirender Irisvorfall ausbildete, an dessen nasalem Rande eine kleine Hornhautfistel entstand. Das Auge entzündete sich zu wiederholten Malen, besonders im Winter, während im Sommer ein leidlicher Zustand eintrat. Im Jahre 1874 musste sich der Knabe als Hirt vermiethen und erkrankte wieder. Anfang November wurde er im Henriettenstift aufgenommen. Ich fand P. abgemagert, das Gesicht aufgedunsen, die Oberlippe geschwollen, sowie die Nase bedeckt mit scrophulösem Eczem. Das rechte Auge zeigte neben dem vorerwähnten Irisvorfall und der Hornhautfistel an der innern Seite der Hornhaut ein 4^{mm} grosses Infiltrat und am untern Rande derselben eine stark vascularisirte breite Phlyctäne. Die linke Hornhaut war an verschiednen Stellen getrübt und am obern und untern Theile von einer Phlyctäne besetzt. Ich liess auf das rechte Auge den Eisbeutel legen und verordnete ihm *Calomel* 0,12 täglich. Nach acht Tagen hatte sich die Hornhautfistel vollständig geschlossen, nach dreizehn Tagen war das Infiltrat der rechten Hornhaut verschwunden, das linke Auge hatte sich gleichfalls gebessert. Das *Calomel* und der Eisbeutel wurden fortgelassen und ich liess Bleiwasserumschläge (*Acet. Saturn.* 1,5 p. C.) auflegen. Der Knabe bekam gute Kost und Roborantia. Anfang December traten auf beiden Augen neue phlyctänuläre Hornhautentzündungen auf mit starker Lichtscheu und bedeutender Vascularisation, zu einer Infiltration kam es aber nicht. Ich liess den Eisbeutel wieder auflegen und *Pulv. Plummer.* 0,15 täglich nehmen. Nach drei Wochen war auch diese Entzündung beseitigt, der Eisbeutel wurde aber noch mehrere Stunden täglich weiter aufgelegt. Dann bekam der Knabe *Syr. Ferr. jodat.* Mitte Januar 1875 traten wieder neue Phlyctänen auf beiden Augen auf, die beiden Hornhäute aber blieben davon verschont und nur am Rande derselben und in einiger Entfernung davon bildeten sich mehrere Phlyctänen. Ich verordnete wieder *Pulv. Plummer.* und liess den Eisbeutel fortwährend auflegen. In den folgenden Monaten erneuerten sich die Rückfälle in immer längern Zwischenräumen. So lange lebhafte Injection und Lichtscheu bestand, benutzte P. den Eisbeutel, später warme Umschläge. Mit dem Eintritt der wärmern Jahreszeit liess ich den Knaben Abreibungen mit Salzwasser machen und Jodeisen nehmen. Mitte Mai war der Knabe völlig geheilt, und alle andern scrophulösen Symptome hatten sich gebessert.

2. Keratitis pannosa.

Die pannöse Keratitis, welche fast immer eine Folgekrankheit der Granulationen darstellt, wird durch die Kälte meistens geheilt. Die leichten Formen von Pannus, mag derselbe sich in dem ersten Stadium des Trachoms entwickeln, oder im letzten, wenn schon Verbildungen des Knorpels und der Lider eingetreten sind, werden durch den Eisbeutel nach einigen Wochen gehoben, ohne dass gleichzeitig die Conjunctivalaffection schwindet. Die Gefässe beginnen bald sich zu verkleinern und nach ihrem Verschwinden nimmt die Hornhautoberfläche ein normaleres Ansehen wieder an. Bei den schweren Formen von Pannus crassus erfordert die Heilung eine monatelange Anwendung der Kälte neben den erforderlichen Aetzungen. Wenn die Schleimhaut der Conjunctiva so gereizt ist, dass sie keine Caustica verträgt, kann man die Beobachtung machen, dass der Hornhautprocess allein durch die Kälte und *Atropin* zum Schwinden gebracht wird. Ich glaube, dass die Abkühlung auch wesentlich zur Verhütung der schweren Complicationen mit Hornhautgeschwüren, Iritis oder Cyclitis beiträgt. Der Eisbeutel wird von den Kranken meistens gut vertragen.

10. *Keratitis pannosa.*

Minna G., 18 Jahr alt, aus Harburg, hatte seit elf Jahren an Trachom gelitten, war in verschiedenen Städten behandelt, viel geätzt und hatte die Krankheit bald Besserungen, bald Verschlimmerungen erfahren. Da die Kranke längere Zeit in einem Hospital zugebracht hatte ohne eine merkliche Besserung zu finden, wurde sie dem hiesigen Friedrikenstift übergeben. Ich fand auf beiden Augen Trachom im letzten Stadium, die Lidspalten waren verengert, die Conjunctiva glatt, narbig verschrumpft und gefässarm, nur in der Uebergangsfalte der untern Lider fanden sich noch einige Reihen hanfkorngrosser Follikel. Die linke Hornhaut war an der äussern Seite staphylomatös hervorgetrieben und an der innern Seite von einem Pannus crassus bedeckt. Auf der rechten Hornhaut zeigte sich derselbe Process in geringerem Grade, ein Pannus tenuis überzog dieselbe in der ganzen Ausdehnung. Die Kranke war sehr lichtscheu und konnte ohne Hülfe nicht ihren Weg finden. Zu der Langwierigkeit des Trachoms hatte eine hochgradige Scrophulose beigetragen, welche auch jetzt noch bestand. Die Gesichtshaut war verdickt, die Cervicaldrüsen angeschwollen; seit lange bestand eine hartnäckige Obstruction und die Menses cessirten seit einem Vierteljahre. Ich sah von einer caustischen Behandlung gänzlich ab und liess nur den Eisbeutel auflegen. Ich suchte die Constitution zu heben durch längern Aufenthalt in der Luft, kalte Abreibungen und gute Kost. Um die Menses wieder hervorzurufen, liess ich die Kranke Abends kalte Fusseinwickelungen machen und verordnete ihr *Elixir. proprietat. c. Rheo.* Nach vier Wochen erfolgte die Menstruation. Dann wurden ihr leichte salinische Purganzen gereicht. Nach sechs Wochen hatte sich der Zustand beider Hornhäute wesentlich gebessert. Die kalten Abreibungen wurden unterlassen, weil die Lichtscheu und Empfindlichkeit des Auges sich wieder vermehrten. Nach sieben Wochen war auf beiden Augen der Pannus gänzlich verschwunden. Rechts traten nur noch wenig Gefässe auf die Hornhaut über, aber die Oberfläche derselben war von einer getrübten Schicht bedeckt. Die linke Hornhaut war ebenfalls vom Pannus befreit, die innere Hälfte war ziemlich durchsichtig und die vorgewölbte äussere war weniger prominent. Die Granulationen waren auf beiden Augen weniger geworden und hatten sich um die Hälfte verkleinert. Die Lichtscheu war wesentlich geringer. Der Eisbeutel wurde von nun an nur viermal täglich gefüllt. Nach weitern sechs Wochen, während welcher G. nur die Kälte anwendete, waren beide Hornhäute ganz frei von Gefässen, die rechte hatte sich mehr aufgehellt und die linke war ziemlich durchscheinend geworden. Die Körner waren fast verschwunden und die übriggebliebenen zeigten die Grösse eines Stecknadelkopfes. Die Kranke konnte ihren Weg allein finden und grössere Gegenstände erkennen, ihre Functionen waren geregelt. Häuslicher Verhältnisse wegen wurde die Kur unterbrochen.

11. *Keratitis pannosa.*

Arbeiter P. aus Salzwedel, 22 Jahr alt, litt seit Mitte Juli an Trachom. Nachdem er von andern Aerzten behandelt war, besserte sich der Zustand und er begann Anfang September zu arbeiten. Doch bald verschlechterten sich die Augen wieder; Erhitzung und das Schlafen in einer dumpfen, kleinen Kammer waren die Ursachen davon. Er wurde wiederum mit Aetzmitteln behandelt, aber der Zustand verschlimmerte sich immer mehr und es entwickelte sich auf beiden Augen Keratitis pannosa. Mitte October wurde er im Henriettenstift aufgenommen. Ich fand auf beiden Augen die Conjunctiva der obern Lider mit hochgradigen trachomatösen Wucherungen bedeckt, welche auch die Conjunctiva tarsi einnahmen. An den untern Lidern waren nur die Uebergangsfalten von körnigem Trachom besetzt, beide Hornhäute aber überzog in der ganzen Ausdehnung ein Pannus crassus. Der Limbus conjunctivae war ringsum von starken Gefässen überwachsen. Der Mann musste geführt werden und erkannte nur in nächster Nähe die Bewegung der Hand. Ich verordnete ihm den Eisbeutel, welcher Tag und Nacht gefüllt wurde. Eine länger bestehende Obstruction wurde mit *Decoct. Rhamn.* bekämpft. Nach vierzehn Tagen hatte sich die Injection der Hornhaut und des Limbus soweit gebessert, dass ich glaubte, mit dem Aetzen beginnen zu können. Ich strich daher *Argent. nitric.* 1 p. C. ein, aber sofort entstand wieder eine vermehrte Gefässinjection und der Kranke klagte über Schmerzen, die Aetzmittel mussten daher zurückgelassen werden und nur die continuirliche Kälte wurde seinem Auge applicirt. Am Schlusse des Jahres, also nach acht Wochen, war der Pannus von beiden Hornhäuten verschwunden und einige wenige grössere Gefässe traten vom Limbus auf die Hornhaut über. Die rechte Hornhaut erschien auf der Oberfläche leicht getrübt und war wenig vascularisirt. Die linke, auch leicht getrübt, zeigte im Centrum, der Lidspalte entsprechend, eine horizontale, weisse, strichförmige Narbe. Patient konnte nun seinen Weg im Zimmer finden und grössere Gegenstände erkennen. Von jetzt an wurden die Aetzungen mit *Lap. mitig.* gut vertragen. Später trat leider nach einer Schädlichkeit ein Recidiv der Keratitis pannosa ein.

3. Keratitis profunda.

Die Entzündung der tiefern Schichten des Hornhautgewebes behandele ich auch mit dem Eisbeutel während der ganzen Krankheitsdauer. Die Kranken befinden sich sehr wohl dabei, aber ich kann nicht behaupten, dass der Process durch die Kälte eine wesentliche Abkürzung erfährt. Es erfolgen auch Rückfälle bei dieser Methode und ein Fortschreiten von einem Auge zum andern. Neben der Kälte verordne ich Merkurialien, besonders bei den Fällen, wo sich hereditäre Syphilis nachweisen lässt, wie durch Einsinken des Nasenrückens oder Eindrücke an den obern Schneidezähnen. Auch die Keratitis punctata verhält sich ähnlich.

12. *Keratitis profunda.*

Fräulein Anna W., 18 Jahr alt, aus Uelzen, tritt am 22. Aug.
in die Klinik ein. Auf dem linken Auge findet sich Keratitis profunda, welche die untern zwei Dritttheile der Hornhaut einnimmt,
und mit einer horizontalen Linie nach oben abschneidet. Die Epithelialschicht ist aufgelockert und an einzelnen Stellen erheben sich auf ihr
kleine durchsichtige Bläschen. Die Injection des Limbus conjunctivae
ist hochgradig. Die Trübung ist nicht sehr gesättigt, aber das Sehen
bis auf Erkennen grosser Gegenstände aufgehoben. Das rechte Auge
ist frei von Entzündung, zeigt aber eine schon lange bestehende My-
driasis mässigen Grades. Es besteht Hp. man. $1/_{12}$, S. $= 1$. An
den oberen Schneidezähnen finden sich die bekannten Eindrücke,
übrigens aber lässt sich nichts von hereditärer Syphilis bei Patientin
nachweisen. Der Eisbeutel wird aufgelegt, *Atropin* eingestrichen und
Calomel 0,25 täglich genommen. Anfang September liessen die Erscheinungen etwas nach, die Injection war geringer, das Hornhautepithel
klarer und die Trübung etwas gelichtet. Mit Eintritt einer leichten
Mundaffection am 10. Sept. war eine weitere Besserung zu bemerken.
Das *Calomel* wurde weggelassen und *Jodkalium* 0,9 täglich gereicht.
Am 18. Septbr. trat die Menstruation ein, bei welcher Patientin
sich eine leichte Erkältung zuzog. Am 20. Sept. war das linke Auge
wieder mehr entzündet, und auf dem rechten entwickelte sich in
einer Nacht derselbe Krankheitsprocess wie links. Zuerst wurde
bei lebhafter Injection das untere Dritttheil der Hornhaut getrübt.
Am dritten Tage aber war die Hornhaut schon über die Mitte hinaus
ergriffen. Die obere Grenze war ähnlich wie auf der andern Seite
nahezu eine gerade Linie. Frl. W. wurde Bitterwasser und der Eisbeutel verordnet. Am 25. Septbr. bekam die Kranke wiederum
Calomel 0,25 täglich und musste im Bette bleiben. Die Trübung des
rechten Auges wurde nicht so hochgradig wie die links und stieg
auch nicht weiter höher hinauf, aber nur langsam wichen die Entzündungserscheinungen und die Trübung hellte sich allmählig auf.
Am 11. October erfolgte eine ziemlich starke Stomatitis ohne aber
auf den Gang der Besserung merklich fördernd einzuwirken. Am
20. October zeigten beide Augen ein ziemlich gleich getrübtes Aussehen der Hornhaut. Die Epithelialschicht war beiderseits normal

und keine Gefässentwickelung mehr zu bemerken, wohl aber konnte man auf dem linken Auge einige Gefässe wahrnehmen, welche vom Rande her in die tiefen getrübten Lamellen eindrangen; *Ferr. jodat.* 0,45 täglich. Am 28. Octbr. wurde Frl. W. aus der Klinik entlassen. Die Sehschärfe war nicht genau festzustellen, erkannte ungefähr Frl. W. links No. 14, rechts No. 10 Jäger. Nach Jahresfrist haben sich die Trübungen bis auf geringe Reste verloren, beiderseits S. fast = $^1/_5$.

4. Eitrige Keratitis.

Mit dieser Bezeichnung umfasse ich alle Formen von eitriger Entzündung der Hornhaut, welche als Theilerscheinungen andrer Processe oder selbstständig auftreten. Als erstes Symptom der eitrigen Keratitis tritt gewöhnlich eine graugefärbte Infiltration in der Hornhaut auf; diese kann für sich bestehen bleiben, oder es entsteht daraus ein Abscess oder ein Hornhautgeschwür. Zu allen drei Formen kann sich ein Hypopyon hinzugesellen und die beiden letztern können zum Durchbruch der Hornhaut führen. Viele dieser Processe verlaufen nach einem gewissen Typus. Es empfiehlt sich daher, die Behandlung dieser Zustände zusammenzufassen, da die leitenden Grundsätze die gleichen sind. Im Gegensatz zu der jetzt herrschenden Ansicht behandle ich jede eitrige Keratitis mit Kälte und nur wenige Formen verbieten die Anwendung derselben. Die Contraindicationen entstehen meistens durch das Allgemeinbefinden des Kranken und nur einige Entzündungsformen der Hornhaut verlangen für sich schon die Anwendung der feuchten Wärme. Die Kälte heilt jede Form von eitriger Keratitis, welche acut verläuft, und wo die Constitution des Kranken überhaupt eine dauernde Abkühlung verträgt. Bei Schwächezuständen, welche sich nach acuten oder chronischen Krankheiten entwickeln oder auf einem allgemeinen Marasmus beruhen, ziehe ich die feuchte Wärme in Anwendung; die Kälte trägt unter diesen Umständen zu einer schnellern Zerstörung des Hornhautgewebes bei.

Als abkühlendes Mittel benutze ich nur den Eisbeutel, welcher fast immer gut vertragen wird. Die Patienten müssen das

Bett hüten und erhalten im Anfange der Kur ein salinisches Purgans; dann reiche ich *Calomel* 0,05 bei Erwachsenen, drei bis fünfmal täglich. Seltner verwende ich Einreibungen von *Unguent. Hydrarg. ciner.* Blutentziehungen kommen gar nicht mehr zur Anwendung und *Atropin* wird nach Bedürfniss eingestrichen.

Nachdem ich die eitrige Keratitis zuerst allein mit Wärme oder Kälte und hernach mit alleiniger Anwendung von Merkurialien behandelt habe, später aber letztere mit Wärme oder Kälte combinirte, bin ich zu dem Resultate gelangt, dass die Kälte in Verbindung mit den Merkurialien die grösste Wirkung ausübt und ich stehe nicht an zu behaupten, dass ich mit dieser Methode die günstigsten Resultate erziele.

Die Erfolge meiner Behandlung der Hypopyon-Keratitis glaube ich denen der Behandlung des Ulcus serpens corneae durch die Spaltung des Geschwürsgrundes an die Seite stellen zu dürfen. Wenn die Constitution nicht zu schwach ist und das Hornhautgeschwür nicht schon den grössten Theil der Hornhaut eingenommen hat, gelingt es meistens, die Hornhaut ohne Durchbruch und Staphylombildung zu erhalten. Auch die Formen von Ulcus serpens, welche sich nach Blennorrhoe des Thränensacks entwickeln, eignen sich besonders für die Kältebehandlung, weil das Grundübel durch dieselbe gebessert wird; ebenso passen die nach einer Verletzung entstandnen Hornhautgeschwüre für die Abkühlung.

Bei Geschwüren von mässiger Ausdehnung mit oder ohne Hypopyon tritt durch die vereinigte Wirkung der Kälte und des Quecksilbers nach kurzer Zeit ein Nachlass der Erscheinungen ein. Die Injection des Limbus conjunctivae lässt nach, die Chemose verliert sich und die Cornealaffection hört auf, sich weiter auszudehnen. Bald beginnt eine Verkleinerung der Infiltration, sie erscheint weniger gelb und von Tage zu Tage wird ihre Ausdehnung geringer. Kleine Hypopyen schwinden nach einigen Tagen, die grössern verringern sich. Die Ränder des Geschwürs nehmen ein besseres Aussehen an, der Grund vertieft sich nicht mehr, sondern reinigt sich. Unterminirte Hornhautpartien, die nur mit einer Seite noch angeheftet sind, necrotisiren nicht völlig, sondern es gelingt meistens sie zu erhalten. Eine Perforation der Hornhaut kann nicht immer verhütet werden; kam aber der Patient früh genug in die Behandlung, dann gelingt es meistens, derselben vorzubeugen. Tritt ein Durchbruch ein, so sind seine Folgen weniger bedenklich, weil durch die Kälte die ihn umgebenden Theile mehr Widerstandskraft erlangt haben und eine Vascularisation entwickelt sich bald vom Cornealrande her. In dieser Weise schreitet unter fortgesetzter Anwendung des Eisbeutels und des Merkur die Besserung stetig fort, die Infiltration schwindet, das Hypopyon wird aufgesogen und das Geschwür schickt sich zur Heilung an. Gewöhnlich gelingt es, wenn die Eiterinfiltration nicht zu gross war, sie schon vor dem Eintritt einer Mundaffection zu beseitigen. Ich lasse dabei die Zähne immer sorgfältig bürsten und den Mund mit Salbeithee ausspülen, damit die Schleimhaut desselben nicht zu früh afficirt wird. Das *Calomel* wird dem Patienten in eine Oblate gehüllt verabreicht. Nach Verlauf von 10 bis 12 Tagen gelangen die Infiltrationen fast immer zum Schwinden, selbst wenn sie einen Durchmesser von 5 bis 6^{mm} im Anfang hatten, ein mässiges Hypopyon schwindet in derselben Zeit. Bei Hypopyen, welche über die Hälfte der vordern Kammer einnehmen, reicht diese Behandlung nicht aus, sondern der Eiter muss durch einen Einstich entfernt werden. Oft habe ich selbst in solchen Fällen schon erlebt, dass der Eiter in den ersten Tagen der Behandlung in der vordern Kammer sich so rasch verlor, dass die Anfangs intendirte Punction nicht mehr erforderlich war. Eine iritische Complication erfordert ausser einer stärkern Anwendung von *Atropin* mehr Vorsicht in der Anwendung der Kälte. Ich lasse den Eisbeutel, wenn in den ersten Tagen keine deutliche Besserung eintritt, Tags über einige Stunden entfernen oder schwäche seine Wirkung durch eine stärkere, zwischen ihn und das Auge gelegte Compresse ab, ja es kann erforderlich werden, die Kälte ganz zurückzulassen und statt derselben Kataplasmen aufzulegen; tritt dann aber eine stärkere Injection wieder hervor, wende ich von Neuem den Eisbeutel an und führe die Behandlung in oben angegebener Weise weiter. Wenn die Reparation des Geschwürs eingetreten ist, lasse ich gewöhnlich die Kälte zurück, nur wenn die erstere mit starken Reizerscheinungen auftritt, gebrauche ich

den Eisbeutel noch weiter. Warme Umschläge und später Reizmittel führen die Heilung zu Ende.

Bei Fällen von eitriger Keratitis, bei welchen es zweifelhaft
erscheint, ob Kälte oder Wärme indicirt ist, lasse ich im Anfange
den Eisbeutel auflegen. Stellt sich dann Ciliarneurose ein, oder wird
die Kälte lästig, muss statt ihrer das Kataplasma benutzt werden.

In den meisten Fällen bin ich mit dieser Behandlung zum
Ziel gelangt und nur selten war ich genöthigt, zur Erhaltung
des Auges zur Iridectomie zu schreiten. Die bei der Iritis schon
entstandnen Synechien werden, wenn sie grösser sind, ebensowenig wie durch andere Mittel wieder aufgelöst; ich habe aber
niemals beobachtet, dass sich unter dem Eisbeutel Verwachsungen
gebildet hätten an Stellen des Pupillarrandes, welche über dem
Niveau des Hypopyon lagen.

13. *Hypopyon-Keratitis.*

Frau R., 34 Jahr alt, wurde am 18. Juli ins Stift aufgenommen.
Auf dem rechten Auge fand sich eine Hypopyon-Keratitis, welche
sich die Kranke vor drei Tagen durch Arbeiten auf dem Felde zugezogen hatte. Die Hornhaut zeigte eine Infiltration von fast 7^{mm}
Durchmesser. Die Iris war grünlich verfärbt und das Hypopyon
reichte bis zur Hälfte der Vorderkammer. Starke Chemose und
Oedem der Lider begleiteten die Affection. Es wurde Patientin der
Eisbeutel Tag und Nacht aufgelegt, *Calomel* 0,25 täglich gereicht
und *Atropin* eingestrichen. Am zweiten Tage schon verloren sich die
Chemose und das Lidödem zum Theil, aber das Hypopyon vermehrte sich so sehr, dass ich beschloss, am nächsten Tage eine Punction
vorzunehmen. Ich erstaunte am andern Morgen nicht wenig, als ich
eine so erhebliche Verminderung des Eiters antraf, dass ich von der
Punction Abstand nehmen konnte. Die Infiltration hatte sich wesentlich
verkleinert und die Iris erweiterte sich oberhalb des Hypopyon. Bei
derselben Behandlung schritt die Besserung stetig fort, so dass am
29. Juli, also am 11. Tage, die Infiltration ganz geschwunden und
das Hypopyon aufgesogen war. Die Mundschleimhaut war ganz unverändert geblieben. Das *Calomel* wurde zurückgelassen und statt
des Eises Bleiwasser aufgelegt. Am 1. Aug. wurde die Kranke
geheilt entlassen. Von der Entzündung war nur eine kleine Synechie

von 1,5^{mm} Breite grade nach unten zurückgeblieben, der übrige Pupillarrand war frei beweglich. ·

14. *Hypopyon-Keratitis.*

Fritz B., .2 Jahr alt, ein kräftiger Knabe, bei welchem keine Symptome der Scrophulose nachzuweisen waren, erkrankte auf dem linken Auge an Hypopyon-Keratitis. Er wurde am 6. Mai in meine Klinik aufgenommen. Bei der Untersuchung fand ich, dass in der Mitte der Hornhaut, dem untern Rande der Pupille gegenüber, ein 2^{mm} grosses Geschwür mit vertieftem Grunde bestand. Die Umgebung desselben war eitrig infiltrirt in einem Durchmesser von 5,5^{mm}. In der vordern Kammer lag ein Hypopyon, was dieselbe fast bis zur Hälfte anfüllte. Die Iris erschien nicht verfärbt, aber stark contrahirt. Ich liess den Eisbeutel Tag und Nacht auflegen, verordnete *Calomel* 0,06 täglich und *Atropin.* In den nächsten Tagen schon zeigte sich ein deutlicher Nachlass aller Erscheinungen, das Hypopyon wurde kleiner, die Infiltration hellte sich auf und die Lichtscheu war geschwunden. Schon am 12. Mai, also am 6. Tage der Behandlung war das Hypopyon vollständig aufgesogen und die Eiterinfiltration gänzlich geschwunden. Das *Calomel* wurde nun fortgelassen, es hatte nicht die mindeste Mundaffection hervorgerufen. Das Geschwür hatte sich etwas vergrössert, und es entstand ein Irisvorfall, von 2,5^{mm} Grösse. Der Eisbeutel wurde weiter gebraucht, und dabei vergrösserte sich der Irisvorfall nicht, sondern eine Narbensubstanz überdeckte denselben bald. Am 23. Mai liess ich *Unguent. Argent. nitric.* 5 p. C. auf die Lider aufstreichen und mit Watte bedecken. Am 1. Juni wurde der Knabe entlassen. Die Iris adhärirte in der Wundstelle, welche ganz in der Ebene der Hornhaut lag. Der übrige Theil des Pupillarrandes war frei geblieben.

15. *Ulcus Corneae serpens.*

Steinklopfer H., 43 Jahr alt, bekam bei der Arbeit einen kleinen Splitter Basalt in das linke Auge, welchen ich Tags darauf aus dem obern Umfange der Hornhaut entfernte. Am 15. Februar in das Stift aufgenommen, zeigte das Auge ein Ulcus serpens mit zerrissenem, eitrig infiltrirtem Grunde. Es hatte 6^{mm} Durchmesser, und war rundlich geformt. Die infiltrirte Umgebung reichte oben bis an die Hornhautgrenze, unten bis zur mässig erweiterten Pupille. Das Kammerwasser war getrübt, starke subconjunctivale Injection, mässige Chemose der Lider. Patient sah nur grosse Gegenstände mit dem Auge. Ich liess den Eisbeutel Tag und Nacht auflegen, *Calomel* 0,25 täglich nehmen, *Atropin* einstreichen, Abends eine Dosis *Morphium*. Am 18. Februar bildete sich ein eitriger Beleg auf der untern Hälfte der Iris aus und ein geringes Hypopyon. Die Chemose vermehrte sich, das Geschwür aber behielt seine Ausdehnung. Am 20. Febr. hatte der Eiter die Hälfte der vordern Kammer eingenommen, ich unternahm daher eine Paracenthese und entleerte den Eiter nur theilweise, da er sehr dickflüssig war. Am folgenden Tage war nur wenig Eiter in der vordern Kammer zu bemerken, das Geschwür reinigte sich und die Chemose sank. Am 22. Febr. war aber wieder eine Punction erforderlich, da der Eiter wieder die Hälfte der Kammer einnahm. Diesmal war die Entleerung eine vollständige. Am 23. Febr., also am 9. Tage der Kur, trat eine erhebliche Besserung ein; die Infiltration war verschwunden, das Geschwür zeigte einen gereinigten Grund, welcher bis fast auf die Membrana Descemetii reichte, und nach welchem schon Gefässe vom Scleraltheile hingingen. Am folgenden Tage erst bildete sich die erste Spur der Mundaffection. Das *Calomel* wurde zurückgelassen. Am 27. Febr. bauchte sich der Geschwürsgrund vor, zeigte aber schon eine starke Gefässentwickelung. Am 4. März hatte sich ein kleiner Prolapsus Membr. Descemet. im untern Theile des Geschwürs gebildet. Er prominirte nur wenig und hatte 2^{mm} Durchmesser. Das Geschwür war erheblich verkleinert und zeigte weniger Gefässentwickelung. Am 8. März hatte sich das Geschwür ausgefüllt und erschien wenig vertieft. Jetzt wurde der Eisbeutel zurückgelassen und Camillenumschläge aufgelegt. Am 14. März hatte sich das Geschwür zu einer Facette verändert, mit spiegelnder Fläche. H. wurde nun *Unguent. Argent. nitric.* 5 p. C. verordnet, auf das geschlossene Lid zu streichen. Am 18. März wurde H. nach Hause entlassen mit mässig getrübter Hornhaut.

Bei Hornhautgeschwüren, welche unter dem Bilde des reizlosen Hornhautinfiltrats (v. Gräfe) verlaufen, und nicht zur Perforation führen, erreicht man durch den Eisbeutel

sehr günstige Heilungen. Die eitrige Infiltration schwindet hier
ebenfalls in 10—12 Tagen und es bilden sich sofort vom Limbus
Corneae entspringende Gefässe. Die oberflächliche Schicht der
Hornhaut stösst sich nicht ab, wie dies bei der Behandlung
mit dem Kataplasma der Fall ist, wo sich erst nach dem Verlauf einiger Tage die Gefässneubildung entwickelt. Es treten
im Gegentheil schon in den ersten Tagen der Eisbehandlung Gefässe auf die Hornhaut hinüber und umschliessen den ganzen
peripherischen Rand des Geschwürs mit ihren Verzweigungen.
Die Verschwärung der Hornhaut macht dann keine weitern
Fortschritte und jeden Tag verkleinern die neugebildeten Gefässe
die Fläche des Geschwürs, bis die Infiltration ganz geschwunden
ist und die Gefässe zum höchsten Puncte des Geschwürs gelangt
sind. Die nachbleibenden Trübungen sind gewöhnlich nicht so
dicht, als bei der Anwendung von feuchter Wärme und der ganze
Process verläuft in kürzerer Zeit, indem verhältnissmässig rasch
unter dem neugebildeten Pannus die Hornhaut sich durchsichtig
regenerirt.

In analoger Weise, wie bei der eben besprochnen Form,
gehen die einfachen Hornhautinfiltrate, welche nicht zu
Geschwüren führen, zurück. Die grauen oder gelben Trübungen
des Gewebes lösen sich auch hier in einem Zeitraum von 10 bis
12 Tagen auf.

Die Hornhautabscesse aber pflegen zu ihrer Heilung
einen etwas längern Zeitraum in Anspruch zu nehmen, da gewöhnlich ein Theil des Geschwürsrandes die graue Infiltration
noch länger bewahrt, ebenso wie auch die durch das Geschwür
unterminirten Hornhautpartien. Im Uebrigen aber erfolgt der
Heilungsvorgang auch bei den Abscessen in analoger Weise und
besonders hier gelingt es häufig, Hornhautpartien noch zu erhalten, welche nur noch mit einer kleinen Brücke an der Membran angeheftet sind. Der Abscess macht gewöhnlich unter dem
Eisbeutel nur noch geringe Fortschritte, bald wird er stationär
und die Heilungsvorgänge beginnen.

Die Hornhautabscesse nach Conjunctivitis blennorrhoica und diphtheritica vertragen sehr wohl die Anwendung des Eisbeutels und man befindet sich dann in der glück-

lichen Lage, für beide Processe das gleiche Mittel anwenden zu
können. Tritt ein Durchbruch ein, so pflegt er unter dem Eisbeutel keine so grosse Ausdehnung zu gewinnen und die Oeffnung
schliesst sich leichter, da durch die Kälte die Hornhaut wider-
standsfähiger geworden ist. Wölbt sich der Geschwürsgrund über
das Niveau der Hornhaut empor, so gelingt es oft noch, denselben zu erhalten; trat aber eine Vortreibung der Iris ein, so
besitzen wir in der Kälte das Mittel, dieselbe in mässigen Grenzen
zu erhalten und operative Eingriffe werden selten erforderlich.

16. *Abscessus Corneae.*

Henny J., $3^1/_2$ Jahr alt, hatte schon über sechs Wochen an scrophulösen Ausschlägen und Conjunctivitis gelitten, nachdem sie im
Sommer die Masern durchgemacht. Am 20. Novbr. tritt sie ins
Stift ein. Sie zeigt einen ausgesprochen scrophulösen Habitus und
starke Drüsenanschwellungen am Halse. Beide Augenlider sind stark
geschwellt, die Conjunctiva blennorrhoisch aufgelockert und liefert
reichliches, eitriges Secret. Die rechte Hornhaut erscheint völlig
opac. Im Centrum befindet sich ein Eiterinfiltrat von 6^{mm} Durchmesser. An der äussern Seite desselben liegt ein hanfkorngrosses
Geschwür mit unreinem Grunde. Die Iris ist nicht sichtbar. Das
linke Auge zeigt ebenfalls ein centrales Geschwür von derselben
Grösse, von welchem ausgehend sich 2 Eiterinfiltrate nach oben und
innen hin erstrecken, beide von 4^{mm} Durchmesser. Die übrige
Hornhaut ist getrübt, doch scheint die Iris etwas durch. Das Kind
ist sehr lichtscheu und bohrt den Kopf in die Kissen. Ich lasse Tag
und Nacht den Eisbeutel auflegen, *Calomel* 0,2 täglich nehmen und
Atropin einstreichen. Am 28. Novbr. öffnet das Kind die Augen, die
Absonderung hat aufgehört und die Infiltrationen sind viel geringer.
Am 2. Decbr., also am 12. Tage, sind die Infiltrationen vollständig
verschwunden, nur die beiden Geschwüre zeigen noch einen unreinen
Grund. Die Hornhaut hat sich wieder geklärt und die Conjunctiva ist noch mässig injicirt. Die Pulver werden fortgelassen.
Am 6. Decbr. ist nur das Geschwür auf der linken Hornhaut
noch unrein, und die Substanz der Hornhaut noch getrübt; rechts
zeigt das Geschwür einen spiegelnden Grund und die Hornhaut ist
ganz durchsichtig; *Pulv. Magnes. c. Rheo ana* 0,3 täglich. Nach

einigen Tagen bessert sich der Zustand, aber das Geschwür auf der linken Hornhaut verharrt noch in demselben Zustande. Am 18. Decbr. öffnet das Kind die Augen gut, und die Conjunctiva zeigt wieder eine normale Beschaffenheit. Die Hornhautgeschwüre erscheinen kleiner, die Hornhäute wieder durchsichtig, so dass das Kind kleine Gegenstände erkennt. Der Eisbeutel wird jetzt fortgelassen und Bleiwasserumschläge (*Acet. Saturn.* 1 p. C.) angewendet. Am 2. Tage des neuen Jahres wird das Kind geheilt entlassen. Auf dem rechten Auge findet sich eine leichte Trübung der Hornhaut, auf dem linken dagegen ziehen einige Gefässe nach der Stelle des Geschwürs hin, welche sich als ein mässig durchscheinender Fleck markirt. Die scrophulösen Symptome sind bis auf die Schwellungen der Halsdrüsen gänzlich geschwunden und die Conjunctival-Blennorrhoe ohne Topica geheilt.

17. *Abscessus Corneae.*

Rudolf B., Säugling, erkrankte am 3. Lebenstage an Blennorrhoea neonatorum. Der behandelnde Arzt ätzte die Augen und liess Eisumschläge auflegen, doch wurden die letztern wegen krampfhafter Erscheinungen wieder fortgelassen und lauwarme Chamillenumschläge verordnet. Dann führte er in Zwischenräumen von 4 Tagen noch zwei weitere Aetzungen aus. Am 12. Decbr. bemerkte der Arzt auf beiden Augen centrale Hornhautinfiltrate. Am 14. Decbr. fand ich beide Augen nur mässig angeschwollen, die Conjunctiva nicht erheblich verdickt, auf beiden Hornhäuten aber einen Abscess von 5^{mm} Durchmesser. Die Absonderung der Schleimhaut war sehr reichlich. Ich nahm eine Aetzung mit *Lapis mitig.* vor und liess Tag und Nacht fortgesetzt Eisumschläge auflegen. Die Aetzungen wurden einen um den andern Tag wiederholt, und ich verordnete dem Kinde *Calomel* 0,03, täglich zu nehmen. Die Eltern und zwei Pflegerinnen wetteiferten mit einander in der Anwendung der Eisumschläge. Am 20. Decbr. begann die Lösung der infiltrirten Hornhautschichten und Tags darauf waren sie abgestossen. Rechts bildete sich ein kleiner centraler Prolapsus der Descemet'schen Membran, links blieb noch ein Rest infiltrirter Substanz zurück; dieselbe Behandlung und *Atropin*. Am 24. Decbr. trat rechts der Durchbruch ein und das Centrum der Linse war durch die Oeffnung sicht-

bar, am folgenden Tage aber hatte sich dieselbe wieder verschlossen.
Der gleiche Vorgang erfolgte auf dem linken Auge zwei Tage später.
Auch hier war nach 24 Stunden wieder ein Verschluss zu Stande
gekommen. Schon vor erfolgtem Durchbruch hatte sich eine Gefässentwickelung von der Scleralgrenze nach den Geschwüren hin gebildet, von diesen aus erstreckten sich bald kleine Gefässzweige in
den Geschwürsgrund und am 6. Januar waren beide Geschwüre ausgefüllt, und lag ihr Niveau beinahe in dem der Hornhaut. Die
Aetzungen und die Eisumschläge wurden fortgelassen. Auf dem
rechten Auge war die centrale Trübung schon so weit verkleinert,
dass man nach oben von derselben die Pupille erkennen konnte, auf
der linken Seite dagegen war die Trübung grösser und konnte man
nur nach unten und aussen die Pupille undeutlich durchschimmern
sehen. Beide Augen waren somit dem Kinde erhalten geblieben und
nach Verlauf von vier Monaten hatte sich die Hornhaut beider Augen
so weit wieder aufgehellt, dass man die Pupille genau hindurch sehen
konnte. Das Kind fixirte in normaler Weise.

Die Abscesse der Hornhaut nach Conjunctivitis
pustulosa weichen der Kältebehandlung ziemlich rasch; meistens
nehmen sie keine grössere Ausdehnung an und die gelbliche Infiltration schwindet gewöhnlich am 12. Tage der Behandlung. Kleine
Abscesse dieser Art gehen in noch kürzerer Zeit zurück und gewöhnlich gelingt es, die Perforation der Hornhaut zu vermeiden.

18. *Abscessus Corneae.*

Louise K., 13 Jahr alt, seit Jahren scrophulös, war schon mehrfach von Hornhautentzündungen befallen. Sie wurde am 22. Jan.
in das Henriettenstift aufgenommen. Ich fand auf der linken Hornhaut eine leichte Trübung der mittlern Partie, die rechte dagegen
bedeckte zur Hälfte ein starkes Leucom, welchem an zwei Stellen die
Iris adhärirte. Das rechte Auge hatte sich wieder entzündet, die
Umgebungen der in die Hornhaut eingelagerten Iris hatten sich infiltrirt, und eine starke Injection bedeckte den untern Theil des
Auges. Durch die Anwendung des Eisbeutels und leichter Purganzen
besserte sich der Zustand bald. Als sie schon wieder aufgestanden
war, bildete sich auf dem linken Auge eine breite Hornhautphlyctäne
am innern Rande der Hornhaut, mit starker Injection und Eiter-

infiltration. In zwei Tagen war dicht am Hornhautrande ein Abscess von 5^{mm} Durchmesser entstanden. Ich verordnete den Eisbeutel und *Calomel* 0,15 täglich. Mit dem 4. Tage machte der Krankheitsprocess keine weitern Fortschritte. Am 12. Tage war die Eiterinfiltration geschwunden und das necrotisirte Hornhautgewebe stiess sich bis auf die Descemet'sche Membran ab. Das *Calomel* wurde fortgelassen und der Eisbeutel weiter aufgelegt. Zwei Tage darauf brach der Geschwürsgrund durch und die Iris legte sich in die Wunde. Unter der Anwendung des Eisbeutels, der hier durch seine Schwere comprimirend wirkte, wölbte sich die Iris nur wenig über die Hornhautfläche hervor. Allmälig bildete sich an den Wundrändern eine Narbensubstanz, welche die seitlichen Theile der vorgefallenen Iris bedeckte. 5 Wochen nach der ersten Erkrankung des linken Auges entstand auf der äussern Seite der Hornhaut eine Phlyctäne, welche sich aber nicht eitrig infiltrirte. Es wurde nur der Eisbeutel dagegen angewandt, und in einigen Tagen verlor sich die Affection. Als die Patientin nach Hause entlassen wurde, lag die vorgefallene Iris völlig in der Ebene der Hornhaut, fast ganz von der Narbensubstanz bedeckt.

19. *Abscessus Corneae.*

Anna U., 8 Jahr alt, war schon längere Zeit hindurch zu Hause an phlyctänulärer Keratitis behandelt. Am 13. Novbr. wurde sie in das Stift aufgenommen. Sie zeigte einen hochgradig scrophulösen Habitus, verdickte Lippe, angeschwollene Nase, Impetigo faciei. Die Lider waren stark geschwollen, die Conjunctiva catarrhalisch aufgelockert und sonderte auf beiden Augen reichliches Secret ab. Rechts bestand am untern Umfange der Hornhaut ein phlyctänuläres Geschwür ohne Eiterinfiltration und mit mässiger Gefässinjection; links dagegen fand sich aussen und unten auf der Hornhaut ein tiefer, von steilen Rändern umgebener Abscess von 3^{mm} Durchmesser. Die Umgebung desselben war stark eitrig infiltrirt, so dass der Durchmesser der getrübten Stelle 8^{mm} betrug. Die Gefässinjection war sehr stark. Das Geschwür machte den Eindruck, als ob in den nächsten Tagen ein Durchbruch zu erwarten sei. Ich verordnete den Eisbeutel Tag und Nacht aufzulegen und *Calomel* 0,15 täglich zu nehmen. Schon in den nächsten Tagen liess die Absonderung der Conjunctiva nach und Patientin konnte die

Augen wieder öffnen. Am 19. Novbr. war die Besserung so weit fortgeschritten, dass die Lider ihre normale Form wieder erlangt hatten. Rechts zeigte das Geschwür einen spiegelnden Grund und war von Reparationsgefässen umgeben, links war die den Abscess umgebende Infiltration ganz verschwunden, aber die Ränder und der Grund desselben waren noch infiltrirt, der Durchmesser noch wie früher. Die Conjunctiva beider Augen zeigte einen erheblichen Nachlass der Injection. Das *Calomel* wird jetzt fortgelassen. Am 22. Novbr. hat sich der Abscess auf dem' linken Auge gleichfalls gereinigt, die Ränder erscheinen glatt und der Durchmesser geringer. Einige Gefässe gehen nach den Geschwürsrändern; ebenso ist rechts das Geschwür weniger vertieft. Der Eisbeutel wird nur bei Tage aufgelegt und Patientin bekommt *Pulv. Magn. c. Rheo.* Am 28. Nov. wird das Eis zurückgelassen und Bleiwasserumschläge angewandt. Am 3. Decbr. ist das rechte Auge ganz geheilt und auf dem linken besteht ein flaches 4^{mm} Durchmesser haltendes Geschwür mit spiegelndem Grunde; *Syr. Ferr. jod.* Am 13. Decbr. wird Patientin entlassen, völlig geheilt, bis auf eine Nubecula auf dem linken Auge. Rechts besteht nur noch ein kleiner durchscheinender Fleck; das Jodeisen wird weiter genommen.

Es erübrigt noch der Formen von eitriger Keratitis zu gedenken, bei denen die Kälte nicht passt. Zuerst sind hier die Fälle zu nennen, in welchen der Process eine ausserordentliche Höhe erreicht hat. Wenn ein grosser Theil der Cornea eitrig infiltrirt ist, oder die Verschwärung fast ihre ganze Ausdehnung einnimmt, oder der Eiter zwei Drittheile und mehr der vordern Kammer erfüllt, kann man von der Wirkung des Eisbeutels nichts mehr erwarten. Weiter gehören hierher die Affectionen, welche eine ausgesprochene Tendenz zum eitrigen Zerfall und rapide fortschreitenden Schmelzung der Gewebe zeigen, wie bei der Form, welche zu zirkelförmig um sich greifenden Randgeschwüren führt. Ferner sind hier zu nennen die neuro-paralytische Keratitis, dann alle Formen der eitrigen Keratitis, welche sich bei allgemeinen Schwäche-zuständen entwickeln. Besonders gehört hierher das Ulcus serpens, wenn es sich bei decrepiden Kranken entwickelt, die eitrige Keratitis nach dem Wochenbett, nach einer angreifenden Lactation, nach schweren Exanthemen, nach Typhus, Pyämie, Gehirnentzündung und ähnlichen die Constitution sehr schwächenden Zuständen. Bei diesen ist es nicht unsere Aufgabe, eine Herabsetzung der organischen Thätigkeit herbeizuführen. Es sind daher warme, aromatische Ümschläge, oder das Kataplasma indicirt. Auf diese Weise gelingt es häufig noch in ganz verzweifelt scheinenden Fällen, ein leidliches Resultat zu erzielen.

Die Beobachtungen über die Behandlung der eitrigen Keratitis mit Kälte scheinen mir sehr beachtenswerth und ich wünsche, dass sich die Fachgenossen dieser Methode zuwenden möchten. Mir ist bislang kein Verfahren bekannt geworden, welches bei der eitrigen Keratitis schnellere Erfolge aufzuweisen hätte und dem man, so wie der Kälte, nachrühmen könnte, dass man den Krankheitsprocess fast ohne Ausnahme auf die erlangte Ausdehnung beschränken und sicher zu heilen vermag. Die Kälte wirkt hier nicht nur antiphlogistisch, sondern führt auch eine raschere Aufsaugung der Eiterkörperchen herbei. Ich glaube daher die Wirksamkeit des Eises höher anschlagen zu müssen, als die jener Mittel, welche in gelöster Form letztern Zweck erreichen sollen. Grade bei Krankheiten der Hornhaut hat der Versuch mit der Kältemethode viel weniger Bedenkliches, als bei andern Affectionen, da man den Process jeden Augenblick controliren und sich von der Wirksamkeit des Mittels überzeugen kann.

5. Hornhautgeschwüre.

Die Hornhautgeschwüre verlangen je nach ihrer Entstehung eine verschiedne Behandlung. Entwickeln sie sich im Verlaufe oberflächlicher Processe, oder treten sie in der Form des Resorptionsgeschwürs auf ohne erhebliche Injection, so bedürfen sie der reizenden Mittel zu ihrer Heilung. Ist hingegen eine stärkere Conjunctivalreizung mit den Geschwüren verbunden, dann beschleunigt der Eisbeutel ihre Heilung. Nur bei ausgesprochener Scrophulose, wo diese Geschwüre den Grund zu oft wiederkehrenden Entzündungsnachschüben abgeben, passt der Eisbeutel nicht. Bleiben nach der eitrigen Keratitis Geschwüre zurück, welche in die Tiefe sich ausdehnen und die Neigung zur Perforation zeigen, dann nützt die Kälte. Der Durchbruch nimmt unter dem Eisbeutel nur eine mässige Grösse an und die vorgefallene Iris bläht sich nicht stark auf. Die Vernarbung tritt bei der Kältewirkung gewöhnlich ziemlich rasch ein und die Perforationsstellen der Hornhaut schliessen sich leichter bei dieser Methode, als bei andern. Vergl. Krankengeschichte 18.

20. *Ulcus Corneae.*

Frau M., 47 Jahr alt, aus Harburg, trat am 20. März in das Stift ein. Seit October v. J. hatte sie an pustulöser Conjunctivitis mit Hornhautabscessen gelitten, welche öfter recidivirten. Auf dem rechten Auge fanden sich zwei Perforationsstellen der Hornhaut, welche durch eingelagertes Irisgewebe geschlossen waren. Innen und unten bestand seit Monaten eine Hornhautfistel von der Grösse eines Stecknadelknopfes, an dem untern Rande einer durch Narbensubstanz geschlossenen Durchbruchstelle gelegen. Die Iris war oben und unten völlig beweglich. Das linke Auge zeigte auf der Hornhaut mehrere mässig getrübte Narben und nach aussen lag ein Resorptionsgeschwür von 3^{mm} Durchmesser, umgeben von einem leicht getrübten Rande. Der Pupillarrand war an mehreren Stellen mit der Linsenkapsel verwachsen. Die Conjunctiva bulbi war auf beiden Augen mässig injicirt. Die Constitution der Kranken war sehr geschwächt, die Ernährung mangelhaft. Seit Monaten bestand ein starker Bronchialcatarrh, doch liessen sich keine Veränderungen des Lungengewebes nachweisen. Ich liess Patientin den Eisbeutel auflegen, abwechselnd auf das eine und das andere Auge, *Atropin* einstreichen, und verordnete gute Diät. Nach acht Tagen hatte sich das Resorptionsgeschwür der linken Hornhaut erheblich ausgefüllt und die Injection der Conjunctiva war fast geschwunden. Am 16. Tage war das Geschwür völlig geheilt und nur eine geringe Trübung war zurückgeblieben. Nach Verlauf von vier Wochen war die Hornhautfistel ohne weitere Eingriffe geheilt und so durch Narbensubstanz geschlossen, dass man von ihrem Bestehen kurze Zeit nachher keine Spur mehr entdecken konnte. In der 6. Woche trat auf dem linken Auge ein

Recidiv ein; die Conjunctiva war stark injicirt und ein Hornhaut-abscess bildete sich aus. Ich liess den Eisbeutel wieder auflegen und einige Dosen *Calomel* reichen. Nach vier Tagen des Be-stehens stiess sich die infiltrirte Hornhautsubstanz ab; nach weitern acht Tagen hatte sich der Substanzverlust wiederausgefüllt und die Injection der Conjunctiva war geschwunden.

Die Hornhautfisteln sind manchmal sehr langdauernd und nicht immer der Heilung zugänglich. Durch den Eisbeutel vermag man dieselben auf die einfachste Weise zu beseitigen. Die Fistelränder werden durch die Kälte contrahirt und die Schwere des Eisbeutels unterstützt den Heilungsvorgang. Nach einer mehrere Wochen hindurch fortgesetzten Abkühlung gelangt die Fistel gewöhlich zur Heilung. Vergl. Krankengeschichte 9 u. 20.

Bei Herpes Corneae nützt der Eisbeutel sehr gut und beseitigt besonders die heftigen Schmerzen, welche diese Affection begleiten. Nachschübe der Krankheit verhindert die Kälte aber nicht, doch glaube ich, dass der ganze Verlauf derselben durch sie abgekürzt wird.

Die Wunden der Hornhaut, wenn sie nicht mit Linsen-austritt oder Irisvorfall complicirt sind, heilen unter der Anwen-dung des Eisbeutels auf die befriedigendste Weise.

Bei den nach Verletzungen der Hornhaut öfter sich ent-wickelnden Formen von recidivirender Keratitis, welche mit grosser Reizung des Auges einhergehen und oft ohne nachweisbare Schädlichkeiten entstehen, habe ich die Kältebehandlung sehr nützlich gefunden. Die meist erheblichen Schmerzen und Hyperä-mie der Conjunctiva verlieren sich unter dem Eisbeutel in ver-hältnissmässig kurzer Zeit.

D. Krankheiten der Sclerotica.

Bei Scleritis und Episcleritis habe ich die Kälte mit Nutzen angewandt. Der Eisbeutel wird von den Kranken gut ver-tragen, und vermindert die Schmerzen und den Reizzustand. Bei frischer Scleritis wird der Process durch den Eisbeutel abgekürzt, indem die einzelnen Infiltrate die Veränderungen, welche sie im Laufe der Krankheit erfahren, schneller durchmachen. Besonders nützlich aber ist der Eisbeutel bei den Formen, welche sich mit Keratitis und Iritis compliciren. Die Kälte muss genügend lange, Wochen, Monate lang, aufgelegt werden, dann kann man beobachten, dass bei den später eintretenden Recidiven der Process an Intensität verliert. Die anfängliche Augenentzündung, welche der sclerosirenden Keratitis vorhergeht, erreicht keinen so hohen Grad. Das Hornhautinfiltrat pflegt nicht die Ausdehnung der frühern anzunehmen. Die umgebende Hornhauttrübung erstreckt sich nicht so weit und der ganze Verlauf wird ein leichterer, als bei den frühern Entzündungen. Meistens pflegen die letzten Recidive dann keine Infiltrate auf der Hornhaut mehr zu erzeugen und der Process schwindet, indem nur noch eine begrenzte Hyperämie des episcleralen Gewebes eintritt. In mehrern Fällen, wo die Scleritis mit Hornhautaffection complicirt war und schon jahrelang bestanden hatte, blieben die Patienten, nachdem sie zwei bis drei Monate lang den Eisbeutel getragen hatten, nach eingetretener Heilung mehrere Jahre von Rückfällen gänzlich verschont.

21. *Scleritis.*

Frau N., eine kräftige Frau von 35 Jahren, wurde auf dem rechten Auge von Scleritis befallen. Ich fand bei ihr am 2. März auf der Sclera, nahe dem untern Rande der Hornhaut, zwei mässig erhabene Infiltrate. Die Injection nahm die untere Hälfte der Sclera ein und die Kranke wurde durch die Entzündung sehr belästigt. Ich verordnete ihr den Eisbeutel und Bitterwasser. Als dann die stärkern Entzündungserscheinungen nachgelassen hatten, liess ich sie *Sublimat* 0,01 täglich nehmen. Nach Verlauf von drei Wochen waren von den untern Infiltraten nur noch grauliche Flecke sichtbar, dann aber trat ein kleines Recidiv nahe dem obern Rande der Hornhaut ein. Die Behandlung wurde fortgesetzt. Nach 18 Tagen war auch dies zurückgegangen und ich liess nun den Eisbeutel und den *Sublimat* zurück und stäubte noch eine Zeit lang Calomelpulver in das Auge ein.

22. *Scleritis.*

Frau L., eine schwächliche Dame von 42 Jahren, aus Lüneburg, hatte schon seit zwei Jahren an Scleritis und sclerosirender Keratitis gelitten. Auf beiden Augen fanden sich am untern und äussern Theile der Hornhaut Trübungen, die das Sehen schon sehr beeinträchtigten. Das rechte Auge war allein entzündet, als Patientin Anfang December in meine Klinik aufgenommen wurde. Auf der Hornhaut befanden sich zwei graugelbliche Infiltrate von der Grösse einer breiten Phlyctäne; sie lagen nach unten und innen und die ganze Sclera war stark injicirt. Die Umgebung der Infiltrate war bis über die Mitte der Hornhaut getrübt. Die Lichtscheu war sehr stark und das Auge thränte heftig. Ich liess Fr. L. den Eisbeutel auflegen, und verordnete ihr *Calomel* 0,2 täglich. Die Injection wurde geringer und die Infiltrate lösten sich nach 14 Tagen. Das *Calomel* wurde zurückgelassen, das Eis aber weiter gebraucht. Ende December wurde das linke Auge auch von einem Hornhautinfiltrat an dem obern Theile befallen. Die Injection war sehr heftig, so dass ich 4 Blutegel an die Schläfe setzen und den Eisbeutel auflegen liess. Innerlich liess ich Patientin *Sublimat*, täglich 0,008 nehmen. Ende Januar war das linke Auge wieder hergestellt. Auf dem rechten aber bestand immer noch eine Injection der Sclera, welche an verschiednen Stellen derselben auftrat, ohne zu Infiltrationen zu führen; Fr. L. bekam *Kal. jodat.* Doch bald entstand auf der rechten Hornhaut an dem äussern Rande wieder ein Infiltrat, welches aber nicht die Grösse der frühern erreichte. Nach vierzehn Tagen war auch dies zurückgegangen, aber noch mehrfach traten partielle Entzündungen der Sclera auf, welche nur unbedeutende Knötchen auf derselben bildeten. Anfang März endlich waren auch diese Symptome geschwunden und es bestand nur noch ein mässig entwickeltes conjunctivales Gefässnetz, welches nach dem Hornhautrande hin gerichtet war. Jetzt liess ich den Eisbeutel zurück und verordnete Frau L. Jodeisen-Syrup und stäubte ihr Calomelpulver ins Auge. Am Ende des Monats wurde die Kranke entlassen. Im Sommer besuchte sie auf mein Anrathen Liebenstein. Seit jener Zeit hat Fr. L. keinen Rückfall wieder bekommen und kann ihre Geschäfte ungestört ausüben.

Wenn die Sclerotico-Chorioiditis posterior Gegenstand der Behandlung wird, geschieht dies allgemein mit Blutentziehungen. Fügt man diesen die Anwendung des Eisbeutels hinzu, so kann man die Kur abkürzen und dem Kranken einen Theil der Blutentziehungen ersparen. Ausserdem gelingt es zuweilen die Patienten vor schweren Complicationen zu bewahren.

Esmarch theilte mir einen Fall mit, in welchem das eine Auge durch Netzhautablösung erblindet, das andere hochgradig myopisch war mit ausgedehnter Chorioidalatrophie. Die Befürchtung, dass auch auf dem zweiten Auge eine Netzhautablösung eintreten könne, war sehr naheliegend. Durch jahrelange Anwendung des Eisbeutels, welchen Patientin einige Stunden täglich benutzte, ist es E. gelungen, das Auge vor dieser schweren Complication zu schützen.

E. Krankheiten der Iris.

Die Entzündungen der Iris können mit Kälte behandelt werden, doch muss man die Indicationen für dieselbe mehr einschränken, als bei der Hornhaut. Im Allgemeinen passt die Kälte nur bei dem acuten Stadium der Iritis; dann aber giebt es Patienten, welche schon im Beginne der Krankheit den Eisbeutel nicht vertragen, ohne dass sich ein Grund für diese Erscheinung angeben lässt. Dieser Umstand wird wohl die Veranlassung sein, dass die Augenärzte sich meistens bei der Behandlung der Iritis des Eisbeutels nicht bedienen. Als Esmarch seine Erfahrungen über Kältebehandlung der Augenkrankheiten veröffentlicht hatte, folgten mehrere Fachgenossen seinem Beispiele. Doch bald verliessen sie wieder diese Methode und das Kataplasma wird jetzt meistens angewandt. Sehr viel hat auch die verbreitete Ansicht dazu beigetragen, der Kältemethode den Eingang zu verwehren, dass durch dieselbe Exsudate in der Pupille hervorgerufen und die schon bestehenden verstärkt würden. Wäre dies wirklich der Fall, so verbietet sich selbstredend die Kältebehandlung bei Iritis. Ich behaupte aber, dass diese Annahme nicht zutreffend ist. Niemals habe ich bei vorsichtiger

Benutzung des Eisbeutels neue Synechien sich entwickeln sehen, und die schon bestehenden lösten sich durch das *Atropin* genau in derselben Weise, wie man es sonst beobachtet. Entständen wirklich Synechien, so müsste man doch bei Keratitis, welche sich mit Iritis complicirt, Gelegenheit haben, eine solche Erscheinung zu beobachten. Ich habe nichts Derartiges erfahren; die mitgetheilten Krankheitsgeschichten bieten die Belege dafür. Ebenso habe ich niemals bei innern Augenleiden, welche ich längere Wochen hindurch mit dem Eisbeutel behandelte, Iritis und Synechien entstehen sehen. Ob die vorhandnen Exsudate am Pupillarrande durch die Kältewirkung fester und mehr organisirt werden, ist schwer zu bestimmen. Approximativ kann man die Festigkeit derselben bei der Ausführung der Iridectomie schätzen. Ich habe aber nicht gefunden, dass solche Synechien dem Zuge der Pincette mehr Widerstand entgegengesetzt hätten, welche vorher mit Kälte behandelt waren.

Bei Iritis muss man mit besondrer Sorgfalt die Anwendung des Eisbeutels überwachen, da man im Beginn der Kur nicht wissen kann, ob die Kälte vertragen wird. Bei kräftigen, wohlgenährten Kranken ist dies meistens der Fall, während schwächliche und nervöse sich besser für die warme Behandlung eignen. Ich pflege daher, wenn ich eine frische Iritis zu behandeln bekomme, die Kältewirkung zuerst etwas abzuschwächen, indem ich eine Compresse unter den Eisbeutel unterschieben und denselben nicht continuirlich auflegen lasse. Fühlt der Kranke die Kälte angenehm und den Druck nicht lästig, so wird die Anwendung verstärkt. Ruft aber der Eisbeutel unangenehme Empfindungen in der Supraorbital- oder Wangengegend hervor und übt derselbe keine beruhigende Wirkung auf die vorhandnen Beschwerden aus, lasse ich ihn sofort zurück. Wenn der Eisbeutel ertragen wird, so habe ich meistens ein rascheres Nachlassen der Entzündungserscheinungen beobachtet. Ich lasse den Eisbeutel gebrauchen, so lange die Injection der Sclera besteht. Zeigt sich aber im Verlauf der Behandlung schon früher eine erneute Empfindlichkeit des Auges oder der Umgebungen, so thut man gut, sogleich die Kälte zurückzulassen. Die idiopathische Iritis, welche häufig durch Rheumatismus entsteht, contraindicirt die Kältebehandlung durchaus nicht und ich beginne immer neben der Darreichung von Merkurialien mit der Anwendung des Eisbeutels. Leichte Fälle heilen oft überraschend schnell ohne erhebliche Beschwerden des Patienten. Bei einer stärkern Entzündung und Synechien wird der Gang der Krankheit durch die Kälte gewöhnlich etwas verkürzt, selbst wenn schon frühere Verwachsungen vorhanden waren, welche der Atropinwirkung trotzten.

23. *Iritis idiopathica.*

Kaufmann M. aus Nienburg, ein kräftiger Jüngling von 18 Jahren, erkrankte am 10. Juni an Iritis idiopathica auf dem linken Auge. Die Iris war leicht verfärbt, mässig contrahirt, und eine reichliche Gefässinjection umgab den Hornhautrand. Ich schlug ihm vor, sich sogleich in das Stift aufnehmen zu lassen, da er aber geschäftlich behindert war, kam er meinem Rathe nicht nach. Ich verordnete ihm daher 6 Blutegel, Bitterwasser, *Atropin* und den Eisbeutel. Als er sich am 13. Juni wieder zeigte, war einige Besserung bemerkbar; die Verordnungen blieben daher dieselben. Bei seiner dritten Vorstellung am 18. Juni aber fand ich eine bedeutende Verschlimmerung; das Auge war viel stärker injicirt, die Iris mehr verfärbt und die Pupille, welche sich schon erweitert hatte, von Neuem contrahirt. Auf mein Befragen gestand mir M., dass er trotz meines Verbotes seine Beschäftigung weitergeführt und die vorgeschriebene Kur nicht gehörig gebraucht hatte. Er trat am 19. Juni in das Stift ein. Dort musste er sich zu Bett legen und den Eisbeutel auflegen. Ich verordnete ihm *Calomel*, 0,25 täglich. Als in den nächsten Tagen die Pupille sich wieder erweitert hatte, bemerkte ich, dass bei der Verschlimmerung sich am untern Rande der Pupille eine Synechie gebildet hatte, welche jetzt schon zu fest geworden war, um durch *Atropin* gelöst zu werden. Den Eisbeutel vertrug M. sehr gut und forderte selbst die erneute Füllung, wenn das Eis geschmolzen war. Am 27. Juni war die Entzündung schon viel geringer geworden, die Empfindlichkeit des Auges und Lichtscheu waren geschwunden. Am 30. Juni trat der Beginn der Mundaffection ein, das *Calomel* wurde weggelassen

und statt dessen *Jodkalium* verordnet. Der Eisbeutel wurde auch
jetzt noch gut vertragen. Das Auge hatte bis auf einen geringen
Rest die Injection verloren und die Pupille erweiterte sich völlig,
die Synechie aber bestand fort. Am 7. Juli fühlte M. das Eis
nicht mehr angenehm, es wurde zurückgelassen und Bleiwasserumschläge verordnet. Am 15. Juli war M. völlig hergestellt und
wurde nach Hause entlassen. Die Synechie beeinträchtigte seine Sehschärfe nicht; S. = 1.

Bei recidivirender Iritis d. h., wenn nach der idiopa-
thischen Form Rückfälle eintreten, mögen nun Synechien von
dem frühern Auftreten zurückgeblieben sein oder nicht, passt
die Kältebehandlung weniger und das Kataplasma thut gute
Dienste. Bei totaler Verwachsung des Pupillarrandes und schon
erfolgter Degeneration des Irisgewebes, ebenso wenn nach früher ausgeführter Iridectomie der mit der Linse verwachsene
Rest der Iris sich neu entzündet, bediene ich mich nur der
Wärme. Es scheint mir die Unverträglichkeit gegen die Kälte
häufig ihren Grund in den Complicationen zu haben, welche so
oft bei chronischer Iritis vorkommen. Besonders die Entzündung des Ciliarkörpers verlangt ausschliesslich die Anwendung
der Wärme.

Die Iritis syphilitica verträgt die Eisbehandlung fast
immer gut; die Heftigkeit der Entzündung wird durch dieselbe
bald gemässigt und die Pupille erweitert sich rasch. Besonders
aber wirkt der Eisbeutel günstig auf die Rückbildung der Gummiknoten im Irisgewebe. Die Lösung beginnt bald nach der Anwendung der Kälte und oft schon habe ich die Vertheilung des
Knotens erfolgen sehen, ehe noch die angewandten Merkurialien
eine Mundaffection herbeigeführt hatten. Ich beobachtete auch,
dass nach der Vertheilung des Gummiknotens keine Synechie an
der befallenen Irisstelle zurückblieb, wie es gewöhnlich erfolgt.
Die Bildung eines neuen Gummiknotens unter dem Eisbeutel habe
ich bis jetzt nicht erlebt. Gewöhnlich kann die Kälte bis zum
Ende der Behandlung fortgebraucht werden.

24. *Iritis syphilitica.*

Baumeister R. aus Gumbinnen, ein kräftiger Mann von 28 Jahren, stellte sich mir am 4. Juni mit Iritis specifica des rechten Auges vor. Vor sechs Monaten hatte er sich inficirt, und ein indurirter Chancre war nur langsam zur Heilung gebracht. Ausser der Iritis fand ich über den ganzen Körper ein syphilitisches Exanthem in Knötchenform. Die Iritis bestand seit vierzehn Tagen. Das Auge war sehr injicirt, die Iris stark grün verfärbt, die Pupille wenig beweglich, das Kammerwasser leicht getrübt. R. wurde in die Privatklinik aufgenommen. Ich verordnete Einreibungen von *Unguent. Hydrargyr.* 5,0 täglich, starke Atropineinträufelungen und liess den Eisbeutel Tag und Nacht auflegen. Die Pupille erweiterte sich nur an einzelnen Stellen und es zeigten sich sechs schmale Verwachsungen mit der Linsenkapsel. Am Ende der zweiten Woche waren die Synechien bis auf zwei gelöst, die Iris zeigte eine normalere Farbe und die Injection war fast verschwunden. Am 22. Tage war eine mässige Stomatitis eingetreten. Das Auge war frei von Injection, die Iris normal gefärbt und die letzten Synechien gelöst. Das *Atropin* verursachte eine vollkommne Erweiterung. Nun wurde dem Kranken *Jodkalium* verordnet und ihm nach zwölf Tagen das Ausgehen gestattet. Leider erkältete sich R. bei einem Spaziergange, wodurch er sich ein Recidiv auf dem linken Auge zuzog. Dieselbe Behandlung wie früher wurde eingeleitet und Patient musste wieder das Bett hüten. Auch auf diesem Auge hatten sich gleich mit dem Beginn der Entzündung mehrere Verwachsungen des Pupillarrandes gebildet. Nach zwölf Einreibungen war die Iritis beseitigt und die Pupille völlig erweitert. Der Eisbeutel wurde auch auf diesem Auge gut vertragen. Nachdem R. noch einige Zeit *Jodkalium* genommen hatte, wurde er mit normaler Sehschärfe auf beiden Augen entlassen.

25. *Iritis syphilitica.*

Dorette K., ein schwächliches Dienstmädchen von 30 Jahren, consultirte mich wegen specifischer Iritis. Vor länger als einem Jahre hatte die Infection stattgefunden. Hautausschläge, Rachengeschwüre und Periostitis waren durch frühere Behandlungen wieder beseitigt.

Jetzt bestand seit drei Wochen die Iritis. Die Injection war mässig, die Farbe der Iris wenig verändert, aber am obern Pupillarrande befand sich ein Gummiknoten von bräunlicher Färbung; nach unten bestanden mehrere Synechien. K. wurde der Schmierkur unterworfen, *Ung. Hydrarg.* 5,0 täglich. *Atropin* wurde alle halbe Stunde eingeträufelt und der Eisbeutel aufgelegt. Die Kranke vertrug die Kälte sehr gut, besonders hob sie hervor, dass die Schmerzen im Auge dadurch beruhigt würden. In der 3. Woche der Behandlung hatten sich die Entzündungserscheinungen am Auge erheblich vermindert, die Synechien waren gelöst, nur der Gummiknoten noch als eine bräunliche Verdickung im Irisgewebe zurückgeblieben und die Pupille daselbst nicht erweitert. Am 25. Tage trat eine mässige Mundaffection ein. Zu gleicher Zeit schwand der Gummiknoten vollständig und die Pupille erlangte ihre normale Beweglichkeit wieder. Patientin wurde *Jodkalium* verordnet. In der 6. Woche wurde dieselbe entlassen, das Auge zeigte aber nicht die normale Sehschärfe, da mehrere Reste des Uvealpigments auf der Kapsel zurückgeblieben waren, S. $= \frac{3}{4}$. Recidive traten bei K. nicht ein.

Die Iritis serosa verhält sich gegen die Kälte ähnlich wie die idiopathische. Im Beginne der Krankheit und bei kräftigen Patienten erweist sie sich sehr nützlich, dagegen verlangen die spätern Stadien und geschwächte Constitutionen den Breiumschlag.

26. *Iritis serosa.*

Maurer H., ein kräftiger Mann von 22 Jahren, hatte vor einem Jahre an Glaskörperblutung des rechten Auges gelitten. Nach einer vierwöchentlichen Behandlung im Henriettenstift war dieselbe völlig verschwunden. Jetzt war dasselbe Auge von Iritis serosa befallen. Eine mässige Injection des Bulbus entstand, die Pupille erweiterte sich ungenügend, das Kammerwasser war getrübt und die Descemet'sche Membran mit punctförmigen Exsudaten bedeckt. Von einer Glaskörperblutung liess sich nichts entdecken. H. wurde ins Stift aufgenommen, musste das Bett hüten und bekam *Calomel* 0,25 täglich, *Atropin*, der Eisbeutel wurde aufgelegt. H. empfand die Kältewirkung sehr angenehm, da er häufig an Kopfcongestionen litt. Nach elf Tagen hatte sich das Auge wesentlich gebessert. Die Injection war fast verschwunden, die Pupille erweitert, und die Hornhaut klarer geworden. Das *Calomel* wurde zurückgelassen und *Jodkalium* verordnet. Der Eisbeutel wurde auch dann noch gut vertragen. Am 21. Tage war die Affection gehoben, und es fanden sich nur noch leichte Trübungen auf der hintern Fläche der Hornhaut. Nach weiteren acht Tagen waren auch diese verschwunden und Patient wurde geheilt entlassen.

Die secundäre Iritis muss je nach der ursprünglichen Krankheit mit verschiednen Methoden bekämpft werden. War Keratitis das ursprüngliche Leiden, so ist die Kälte, wie wir schon früher sahen, meistens indicirt. Bei den meisten Formen aber, welche nach innern Augenerkrankungen sich entwickeln, muss man die Kälte vermeiden. Ebenfalls verbieten die Kältebehandlung die eitrige Iritis, Irido-Chorioiditis, Irido-Cyclitis und alle sympathischen Entzündungen des Auges. Bei allen diesen Affectionen ziehe ich nur die Wärme in Anwendung. Auch bei allen phthisischen Zuständen des Auges, mögen sie durch Entzündungen, Verletzungen oder spontan entstanden sein, habe ich niemals Erfolge von dem kalten Verfahren beobachtet.

Einer besondern Form der Iritis, die man nach Analogie der Atropin-Granulationen als Atropin-Iritis bezeichnen kann, möchte ich noch kurz gedenken. Dieselbe entsteht, wenn das *Atropin* eine besondere reizende Eigenschaft besitzt. Früher zeigte hier häufig das *Atropin* in ganz frischer Lösung eine saure Reaction, welche man genöthigt war auf Spuren von den Krystallen anhängender Schwefelsäure zurückzuführen. Die durch ein solches Präparat hervorgerufnen Entzündungszustände sind jedem Augenarzt bekannt. Sie entsprechen aber nicht der Affection, welche wir jetzt betrachten wollen. Nach der Anwendung von Atropinlösungen, welche aus dem Laboratorium von Simon stammten und in frischer Lösung durchaus neutral reagirten, entstand die Entzündung. Nach dem Ausspruch pharmaceutischer Autoritäten soll die reizende Wirkung des Präparats durch Beimischung von Daturin und anderer Alkaloide bei der Bereitung entstehen. Die völlige Trennung von diesen Beimischungen bietet bei der Darstellung ungemeine Schwierigkeiten dar, da keiner der in Frage kommenden Körper sich von dem andern durch bestimmte Reactionen unterscheidet. Kommt ein solches reizendes Atropin' zur Anwendung, so entstehen sogleich die heftigsten Schmerzen im Auge und der Umgebung desselben. Der Kranke vermag nicht die Lider zu öffnen und eine reichliche Thränensecretion tritt ein. Auf der Conjunctiva entwickelt sich sogleich eine starke oberflächliche und tiefe Vascularisation, welche die ganze Hornhautperipherie umgiebt. Die Pupille wird unbeweglich und contrahirt sich mässig, die Iris nimmt rasch eine ins Grüne spielende Verfärbung an. Neigung zur Bildung von Synechien besteht nicht, nur dann, wenn von Neuem *Atropin* eingeträpfelt wird, durch das man den Zustand zu einer gefährlichen Höhe steigern kann. Man versucht die Anwendung einer Lösung von *Extract. Belladonn.*, aber auch diese ruft gewöhnlich eine erneute Reizung hervor. Nach dem dritten Tage werden die Schmerzen und die Lichtscheu geringer, die übrigen Erscheinungen aber bestehen meistens in gleicher Intensität fort, bis nach acht oder zehn Tagen eine langsame Besserung eintritt. Zuerst bekommt die Iris die normale Färbung wieder, die Pupille wird beweglicher und nach vierzehn Tagen ist gewöhnlich die Injection auch verschwunden. Verwachsungen entstehen nicht, trotzdem kein Mydriaticum angewandt war. Auch diese Form von Iritis verträgt den Eisbeutel nicht. Durch *Ung. Hydrarg.* und Auflegen von Kataplasmen habe ich dieselbe am schnellsten geheilt. Im Anfang des vorigen Jahres hatte ich Gelegenheit, diese Atropin-Iritis an sechs Staaroperirten im Henriettenstift zu studiren. Alle Patienten befanden sich glücklicherweise schon in der dritten oder vierten Woche nach der Operation, und daher wurde der Erfolg derselben bei keinem in bemerklicher Weise gestört. Bald darauf kamen auch in der Privatpraxis einige Fälle von dieser Entzündung zu meiner Beobachtung.

F. Augenmuskellähmungen.

Die Lähmungen der Augenmuskeln habe ich bisher noch nicht mit dem Eisbeutel behandelt. Eine zufällig gemachte Beobachtung will ich hier beibringen. In einem Falle, wo eine

syphilitische Neuritis bestand und zugleich eine Oculomotorius-
lähmung erfolgt war, liess ich wegen der erstern den Eisbeutel
auflegen neben dem Gebrauche von *Sublimat.* Nach vierzehn
Tagen war die Lähmung völlig verschwunden. Vergl. Krankengeschichte 33. Man sieht hieraus, dass man auch bei Muskel-
lähmungen den Eisbeutel versuchen darf.

G. Augenoperationen.

Schon Esmarch hebt den Nutzen des Eisbeutels hervor,
wenn nach Augenoperationen Entzündungen entstehen, welche
dem Auge ernste Gefahren herbeizuführen drohen.

Die Staaroperationen sind diejenigen, um welche es sich
in erster Linie handelt. Bei den Patienten, bei welchen eine Eiterung
des Hornhautlappens durch allgemeine Schwäche oder Krankheits-
zustände herbeigeführt wird, kann von Kälte kein Erfolg erwar-
tet werden. Auch bei partiellen Hornhauteiterungen nehme ich
die Kälte nicht in Anspruch. Bei kräftigen Individuen dagegen,
bei denen bald nach der Operation das Auge sich stark entzündet, ohne dass sogleich die Hornhaut oder Iris den Sitz der
Erkrankung abgeben, habe ich mit deutlichem Nutzen den Eisbeutel angewandt.

Die Entzündung machte dann keine weitern Fortschritte
und vertheilte sich bei dem fortgesetzten Gebrauch der Kälte.
Auch wenn schon eine deutliche Verfärbung der Iris eingetreten
war und eine starke pericorneale Injection sich gebildet hatte,
leistete mir der Eisbeutel gute Dienste. Ebenso, wenn nach der
Operation eine partielle oder totale cystoide Vernarbung eintrat,
verbunden mit einer lebhaften Gefässentwickelung, habe ich
durch die Kälte öfter eine Verdichtung der Narbensubstanz eintreten sehen und das Auge für den Gebrauch erhalten.

Die Entzündungen, welche auf Pupillenbildungen folgen,
die bei gut erhaltenem Irisgewebe ausgeführt waren, gehen durch
den Eisbeutel in kurzer Zeit zurück. War die Iris aber mit dem
ganzen Pupillarrande oder auch flächenartig verwachsen und es
erfolgen in diesem degenerirten Gewebe entzündliche Reizungen,
ist der Breiumschlag das beste Mittel. Blutungen, welche

nach den Operationen in den Glaskörper oder die vordere Augen-
kammer hinein erfolgen, werden durch die Kälte zur Resorption
gebracht.

27. Iritis nach Extraction.

Frau B., 69 Jahr alt, aus Oschersleben, wurde von mir am 15.
September auf dem linken Auge mittelst der peripherischen Linear-
Extraction am Staar operirt. Die Operation selbst verlief ganz normal.
Der ziemlich grosse Kern trat ohne Quetschung der Iris aus der
Wunde hervor. Die Corticalis wurde noch durch einige reibende Be-
wegungen des Fingers auf dem Lide aus dem Auge entfernt. Unmittel-
bar darauf trat ein hysterischer Krampf ein, welcher sieben Minu-
ten dauerte. Fr. B. hatte früher schon oft an Krämpfen dieser
Art gelitten. Während der Operation hatte sie sich völlig ruhig
verhalten, danach aber schüttelte der Krampf den ganzen Körper.
Das Athmen erfolgte krampfhaft und kalter Schweiss bedeckte das
Gesicht. Ich hielt eine Hand voll Charpie auf das Auge sanft
angedrückt, bis der Krampf aufgehört hatte, dann legte ich einen Ver-
band von Charpieplättchen auf; nachher trat kein Krampfanfall wieder
ein und Fr. B. befand sich den Tag der Operation und den fol-
genden völlig wohl. Bei dem Wechseln des Verbandes zeigte das
Auge ein völlig normales Verhalten. Am Nachmittage des dritten
Tages aber trat ein heftiger Schmerz im Auge auf, viel Thränen-
laufen entstand, und die Lider zeigten eine mässige Anschwellung.
Ich verordnete Bleiwasserumschläge und liess *Calomel* 0,5 nehmen.
Als am Abend die Erscheinungen nicht nachgelassen hatten, liess ich
einen Aderlass von 6 Unzen machen, verordnete Ricinusöl und eine
Einreibung von *Unguent. Hydrarg.* 8,0 auf den linken Arm. Der
Schmerz im Auge liess etwas nach, aber eine starke Erregung
im Gefässsysteme entwickelte sich und Fr. B. war sehr unruhig.
Die Untersuchung des operirten Auges ergab, dass eine Iritis
sich entwickelt hatte. Das Irisgewebe war grünlich verfärbt; die
Hornhaut zeigte keine Veränderung. Jetzt liess ich Frau B. einen
Eisbeutel auflegen, gefüllt mit fein geklopften Eisstückchen. Es wurde
Sorge getragen, dass derselbe keinen störenden Druck auf das Auge
ausübte. Patientin war mit diesem Mittel sehr zufrieden; die Kälte
that ihr wohl und beruhigte sie so sehr, dass sie die folgende Nacht

ohne *Morphium*, wie sie es die Tage vorher nehmen musste, schlafen konnte. Die folgenden Tage wurde dieselbe Behandlung fortgesetzt, täglich *Calomel* 0,5 genommen und eine Einreibung gemacht. Langsam liessen die Symptome nach, bis am 25. Septbr. eine leichte Mund-affection eintrat. Das Auge konnte jetzt besser geöffnet werden und die Iritis ging täglich mehr zurück. Die Eisbehandlung liess ich bis zum 1. October fortsetzen. Fortwährend war die Kälte Fr. B. angenehm; ich liess dieselbe fort, als die Injection des Auges fast völlig geschwunden war. Dann ging ich zu Umschlägen von lau-warmen Bleiwasser über. Es dauerte lange, bis sich die alte Dame wieder von dieser angreifenden Behandlung erholt hatte und ich konnte sie erst am 24. Octbr. aus meiner Behandlung entlassen. Doch war trotz der Iritis das Resultat der Operation ein völlig befriedigendes. Die Iris zeigte zwei geringe Synechien; S = $^1/_4$.

28. Glaskörperblutung nach Extraction.

Herr S., ein kräftiger Mann von 56 Jahren, wurde von mir am 15. Mai im Henriettenstift am Staar operirt. Der Kern war nicht sehr gross und die Corticalis verflüssigt. Die Operation verlief ohne Störung, nur war S. aufgeregt und schlief die ersten beiden Nächte trotz einer Dosis *Morphium* unruhig. Am sechsten Tage verursachte die Frau des Patienten demselben eine starke Aufregung. Am fol-genden Tage empfand S. einen Druck im Auge und der helle Licht-schein, welchen er bisher beim Oeffnen des Auges empfunden hatte, war ganz verschwunden. Die Besichtigung ergab einen Bluterguss, welchen man 1 mm. hoch in der vordern Kammer bemerken konnte; auch in der Pupille fand ich ein kleines Coagulum. Ich liess den Druckverband fort, legte einen Eisbeutel auf das Auge und verordnete S. eine Mixtur von *Magnesia sulphurica* und *Magnesia carbonica*. Mit dieser Behandlung wurde fortgefahren bis zum zehnten Tage, an welchem der Bluterguss in der vordern Kammer resorbirt war, und der Erguss im Glaskörper sich in mehrere Theile zerlegt hatte. Ich verordnete jetzt *Jodkalium*. Den Eisbeutel legte Patient weiter auf. Am 5. Juni hatte sich der Bluterguss in eine grosse An-zahl flockiger Trübungen aufgelöst, welche S. gestatteten, grössere Gegenstände zu sehen. Die Prüfung des Gesichtsfeldes zeigte, dass keine Netzhautablösung eingetreten war. Ich liess S. aufstehen und verordnete ihm *Sublimat* 0,012 täglich. Das Sehvermögen besserte sich von Tage zu Tage; er erkannte am 12. Juni mit $+ \, ^1/_2 \, ^1/_2$ Nr. 12 Jäger. Am 22. Juni entliess ich S. aus dem Henriettenstift. Den *Sublimat* nahm er noch weiter, der Eisbeutel hingegen wurde fortgelassen. Er las Jäger Nr. 6. Am 29. Juli waren von dem Bluterguss nur noch einige punktförmige Trübungen nachgeblieben, S. $= \, ^3/_4$.

29. Glaskörperblutung nach Extraction.

Steueraufscher K. aus Lüneburg wurde am 20. Juni in das Stift aufgenommen. Auf dem rechten Auge hatte er einen reifen Staar, das linke war durch Chorioiditis zerstört. Am rechten Auge konnte man nichts Krankhaftes ausser einem Zittern der Iris bemerken. Am 24. Juni führte ich die peripherische Extraction aus mit aller möglichen Vorsicht. Der Verlauf war völlig befriedigend und es erfolgte kein Glaskörperaustritt. Die ersten Tage verliefen gut, am vierten aber erfolgte ohne alle Veranlassung eine Blutung in den Glaskörper. Das Sehvermögen war völlig aufgehoben und Patient durch diesen Zufall im höchsten Grade erschreckt. Ich legte den Druckverband nicht wieder auf, anstatt dessen den Eisbeutel, verordnete acht Blutegel und ein salinisches Abführmittel. Am sechsten Tage nach der Operation konnte man in der Pupille ein starkes Blutcoagulum liegen sehen. Erst vier Tage darauf kehrte ein geringer Lichtschein zurück. Am 10. Juli fand ich das Coagulum erheblich verkleinert und dem entsprechend das Sehvermögen gebessert. Ich verordnete *Jodkalium*, und der Eisbeutel wurde weiter angewandt. Ich sah mich genöthigt, K. noch weitere Blutentziehungen mit dem künstlichen Blutegel machen zu lassen, wegen häufig wiederkehrender Kopfcongestionen, sowie Bitterwasser und Fussbäder anzuwenden. In den ersten Tagen des August war die Trübung bis auf einen geringen Rest geschwunden, welcher sich in Form einer kleinen Membran darstellte; ich liess jetzt den Eisbeutel zurück und verordnete Patienten *Ferrum jodatum*. Am 18. August wurde K. entlassen. Sein Gesichtsfeld war völlig frei und S. $= \, ^2/_3$.

K. stellte sich später öfter mir wieder vor und ich hatte Gelegenheit zu constatiren, dass die Trübung bis auf einen geringen Rest verschwunden war.

30. *Cataracta traumatica, cystoide Vernarbung.*

Frau M., 48 Jahr alt, aus Barsinghausen, hatte sich durch das Aufschlagen eines Holzsplitters eine penetrirende Hornhautwunde zugezogen. Die Linsenkapsel war gesprengt, die Linse getrübt und ein grosses Stück Iris lag in der unregelmässig geformten Hornhautwunde. Sie wurde am 6. November ins Stift aufgenommen. Ich liess zuerst vier Tage lang den Eisbeutel auflegen, bis die Injection sich wesentlich vermindert hatte, dann entfernte ich aus der nach unten und horizontal gelegenen Hornhautwunde die eingeklemmte Iris und liess die dahinter liegende Cataract austreten, sie wurde vollständig entleert. Ich entfernte zuletzt noch ein Stück Iris, welches nach aussen von der Wunde lag, um der Kranken eine grössere Pupille zu verschaffen. Leider gelang dies Vorhaben nicht; denn schon nach zehn Tagen hatte sich die neugebildete Pupille wieder geschlossen und die Iris war mit dem innern Wundrande völlig verlöthet. Nach weitern sechzehn Tagen machte ich eine Iridectomie nach oben. Fr. M. sah durch die neugebildete Oeffnung sehr gut, da die hintere Linsenkapsel erhalten war und keine Staarreste den Lichteintritt störten. Schon am dritten Tage nachher, als der Druckverband weggelassen wurde, zeigte sich, dass die Wundränder nicht in völliger Apposition lagen. Es entstand in der ganzen Ausdehnung derselben eine cystoide Vernarbung. Das Auge entzündete sich und wurde schmerzhaft. Ich liess den Eisbeutel auflegen. Zuerst vertrug ihn Patientin nicht gut, am dritten Tage aber war er Fr. M. höchst angenehm. Nachdem sie vierzehn Tage die Kälte angewandt hatte, war die Narbensubstanz verdichtet und eine normale Vernarbung eingetreten. Patientin las bei ihrem Fortgehen mit $+ \, ^1/_2 \, ^1/_2$ No. 8 Jäger, S. $= ^1/_6$.

H. Verletzungen des Auges.

Die Wunden des Auges werden im Anfang jetzt allgemein mit Kälte behandelt; sowohl auf die oberflächlichen, als auch auf die penetrirenden, die geschnittenen, gestochenen und gerissenen wirkt der Eisbeutel in gleich günstiger Weise ein. Muss in Folge einer Verletzung eine Operation am Auge ausgeführt

werden, lasse ich, wenn es angeht, einige Zeit vorher den Eisbeutel auflegen und habe danach meistens einen raschen Heilungs-
verlauf beobachtet. Es resorbiren sich die Blutergüsse, das Irisgewebe contrahirt sich und die Injection lässt nach, schon vor
Ausführung der Operation. Nicht nur die Hornhautwunden,
sondern auch Wunden der Sclerotica und des Corpus ciliare,
wenn dieselben nur mässig gross waren, habe ich bei der Eisbehandlung ohne Nachtheil für das Auge heilen sehen. Bei
grössern Wunden des Auges oder Zerreissungen, welche den
Bestand desselben aufheben, lasse ich Anfangs immer den Eisbeutel auflegen; im spätern Verlauf aber vertragen häufig die
Kranken das Kataplasma besser als den Eisbeutel.

31. *Vulnus Scleroticae.*

Schuhmacher V., 51 Jahr alt, fiel bei Glatteis ohne sich mit
den Händen zu stützen auf die rechte Seite des Kopfes und empfand
sofort im rechten Auge einen dumpfen Schmerz. Ich fand am rechten
Auge eine Sugillation beider Lider, einen starken Bluterguss unter der
Conjunctiva, die Pupille mässig erweitert und die vordere Augen-
kammer über die Hälfte mit Blut angefüllt. Nach innen und oben,
oberhalb des Ansatzes der Sehne des Musculus rectus internus bemerkte
ich einen Riss von 6^{mm} Länge, welcher von dem Limbus Corneae
scleroticae ausgehend, sich grade nach hinten erstreckte. Die Iris
war in das vordere Ende dieses Risses hineingetrieben und stellte einen
Wulst von 4^{mm} Breite und Höhe dar. Der Pupillarrand der ein-
geklemmten Stelle war nicht zu entdecken. Das äussere Ende des
Risses erstreckte sich bis unter die Plica semilunaris. Die Conjunctiva war nirgends verletzt. Auf dem Auge war ein mässiger
Lichtschein vorhanden. Ich verordnete den Eisbeutel und *Atropin*.
Patient wurde ins Stift aufgenommen. Ich liess sechs Blutegel an die
Schläfe setzen, da das Auge heftig schmerzte, mit dem Eisbeutel
fortfahren und ein Purgans nehmen. Nach drei Wochen war der Bluterguss aufgesogen und der Prolapsus hatte sich bis auf $1^{1}/_{2}{}^{mm}$
Durchmesser zusammengezogen. In der 5. Woche, bis zu welcher
Zeit V. mit dem Eisbeutel und *Atropin* behandelt war, wurde
er nach Hause entlassen. Der Prolapsus war völlig zurückgegangen,
1^{mm} breit und von dem Riss der Sclerotica war nur noch eine

schwarzgefärbte Linie übrig geblieben. Die Pupille blieb verzogen, aber der Rest derselben normal beweglich. Das Sehvermögen hatte sich allmälig gebessert, das Gesichtsfeld zeigte keine Veränderung. S. mit $+ 6 = \frac{1}{5}$.

I. Glaucom.

Bei den glaucomatösen Erkrankungen habe ich keinen Nutzen von der Kältebehandlung erlebt. Weder das entzündliche, noch das einfache, oder das secundäre Glaucom wird durch die Anwendung des Eisbeutels geheilt.

Bei den Affectionen der innern Membranen des Auges handelt es sich gewöhnlich um chronische Processe. Der Verlauf derselben nimmt Wochen und Monate in Anspruch. Nach einem kurzen Anfangsstadium, in welchem Erscheinungen von Hyperämie auftreten, erfolgen Exsudationen in das Gewebe, welche nur langsam wieder entfernt werden können. Bei der Behandlung muss man daher Bedacht nehmen, nach den antiphlogistischen Mitteln andere durch die Constitution einwirkende zu verwenden, welche geeignet sind, die in den Geweben gesetzten Veränderungen wieder zu beseitigen. Es werden daher im Anfangsstadium der in Rede stehenden Krankheiten Blutentziehungen, Abführungen und Ableitungen auf die Haut allgemein verordnet. Danach wendet man die Merkurialien, die Jodpräparate, diaphoretische, diuretische, purgirende oder tonisirende Mittel an. Oertlich haben bisher nur wenig Fachgenossen versucht, auf die fraglichen Krankheitsprocesse einzuwirken, und doch sollte man glauben, dass es sehr erwünscht wäre, durch ein solches Verfahren die Wirkungen der innern Medicamente zu unterstützen. Wenn ich daher als locales Agens die Kälte empfehle, wiederhole ich meine Ansicht, dass grade die innern Theile des Auges, der hintere Abschnitt und der Sehnerv sehr günstige Bedingungen für eine locale Abkühlung besitzen. Dies zugestanden, fragt es sich, ob das Auge längere Zeit hindurch fortgesetzte Abkühlungen ohne Nachtheil erträgt. Ich kann versichern, dass ich durch den Eisbeutel niemals einen Nachtheil habe entstehen sehen. Derselbe wird meistens gut vertragen, wenn nur darauf Bedacht genommen wird, dass nicht grössere Eisstücke direct

auf den Bulbus drücken, oder das Tuch, welches den Eisbeutel
befestigt, zu stark angezogen wird. Ich habe niemals Functions-
störungen nach der Abkühlung eintreten sehen und ebensowenig
eine nachtheilige Verengerung der Gefässe der Chorioidea und
Retina beobachtet. Da der Augeneisbeutel nur eine geringe
Menge Eis (120—150 Gramm) fasst, wird durch ihn eine zu
starke Abkühlung, welche Gefahren für das Auge herbeiführen
könnte, nicht erzielt, wohl aber erfolgt eine mässige Contraction
der Gefässe im Augenhintergrunde, welche bei den meisten entzündlichen Zuständen die Heilungsvorgänge wesentlich unterstützt.
Auch die Exsudationen werden durch die Kälte beeinflusst und
ihre Aufsaugung wird durch dieselbe angeregt. (Vergl. Netzhautablösung.)

K. Krankheiten des Glaskörpers.

Von den Krankheiten des Glaskörpers eignen sich die
diffusen Trübungen desselben mehr für die Kältebehandlung,
als die umschriebenen flockenartigen; bei letztern habe
ich weniger Einfluss der Kälte gefunden. Erstere dagegen werden,
besonders im Beginn der Affection, durch den Eisbeutel in ihrer
Zertheilung gefördert. Wenn die flockigen Glaskörpertrübungen
kürzlich entstanden sind, oder im Verlauf neue Entzündungserscheinungen hervortreten, kann man durch die Kältebehandlung
dieselben mässigen und die Gefahr des Eintritts neuer Trübungen
vermindern. Sehr nützlich ist der Eisbeutel bei Glaskörper-
blutungen, die Gefässlumina contrahiren sich und das ergossene
Blut wird rasch resorbirt, vergl. Krankengesch. 28, 29. Bei einer
frisch entstandnen Myodesopsie, welche sich aus Blutandrang
nach dem Kopfe oder den Augen entwickelte, kenne ich keine
günstigere Behandlung als die Kälte verbunden mit salinischen
Purganzen. Nach kurzer Zeit verblassen die Mouches volantes,
oder treten weniger in die Erscheinung.

32. Glaskörpertrübung.

Kaufmann S. consultirte mich am 22. September wegen Glaskörpertrübung des linken Auges. Er las Nr. 3 Jäger, S. = $^1/_{10}$.

Mit dem Augenspiegel fand ich eine durchscheinende Trü
bung im Glaskörper, welche fast die ganze untere Hälfte desselben
einnahm. Dieselbe schnitt nach oben mit einem beinahe kreisför-
migen Rande ab, dessen Scheitel grade vor der Sehnervenpapille
flottirte. Dem entsprechend fehlte im Gesichtsfelde die obere Hälfte.
Die Iris war leicht verfärbt und bewegte sich nur wenig, in der
vordern Kammer war ein kleines Hypopyon zu bemerken. Das andere
Auge war normal. Als Grund der Krankheit stellte sich Lues
heraus. Vor anderthalb Jahren hatte sich S. ein primäres Geschwür zugezogen. Ausser einer leichten Hautaffection waren keine
secundären Symptome aufgetreten. Ich rieth S., sich sogleich zu
Bett zu legen und eine Schmierkur zu beginnen. Auf das Auge
liess ich den Eisbeutel legen und täglich *Ung. Hydrarg.* 4,0 einreiben.
Aber schon nach vier Tagen trat eine erhebliche Mundaffection
ein, ich musste daher den Gebrauch der Salbe aussetzen lassen.
Die iritischen Erscheinungen waren verschwunden. Jetzt liess ich
S. den künstlichen Blutegel setzen und *Jodkalium* nehmen. Die
Mundaffection war nach acht Tagen geschwunden. Die Glaskörpertrübung zeigte den Beginn der Aufhellung. Ich verordnete den
10. October *Sublimat,* täglich 0,012. Mit dieser Behandlung und der
Anwendung des Eisbeutels wurde bis Ende October fortgefahren. In
den ersten Tagen des November hatte sich das Exsudat so bedeutend
verringert, dass die Sehnervenpapille schon erheblich oberhalb desselben sichtbar war. Ich steigerte die Dosis des *Sublimat* auf 0,018
täglich. Am 22. November trat wiederum eine Mundaffection auf.
Ich liess den *Sublimat* zurück. Zu gleicher Zeit schwand die
Glaskörpertrübung und zog sich nach innen und unten zusammen.
Der obere Rand bildete eine halbkreisförmige dunklere Linie, die
übrige Masse hatte sich ganz aufgehellt und verschleierte leicht den
dahinter liegenden Augenhintergrund. Das Gesichtsfeld zeigte im
äussern obern Quadranten einen mässigen Schatten, durch welchen
hindurch grössere Gegenstände erkannt wurden. S. las Jäger
Nr. 1 und S. war $= \frac{2}{3}$. Nach einer 14tägigen Pause, während
welcher nur der Eisbeutel angewandt wurde, verordnete ich *Pilul.*
Hydrarg. Pharmac. Londunens. 0,5 täglich. Am 15. December vertrug S. den Eisbeutel nicht mehr, er wurde ihm lästig
und machte Supraorbitalschmerz. Bis in die letzten Tage des

Jahres wurden die Pillen fortgesetzt. Der Zustand besserte sich von Woche zu Woche. Die Trübung schwand gänzlich und nur der obere Rand derselben bestand als eine bewegliche Flocke fort, in der man die frühere Contour als eine mehrfach geknickte Linie wiedererkennen konnte. Das Gesichtsfeld war völlig frei. Patient bekam *Ferrum lacticum*. Am 6. Februar entliess ich S. aus der Kur. Von der frühern Trübung waren nur 4 längliche Punkte zurückgeblieben. S. = 1.

L. Krankheiten der Chorioidea.

Die Hyperämie der Chorioidea, welche man annehmen muss, wenn sich eine Blutüberfüllung der Sehnervenpapille sowie ein Sichtbarwerden der Chorioidalgefässe nachweisen lässt, ohne dass andere Störungen die erhebliche Herabsetzung des Sehvermögens erklären, wird durch den Eisbeutel in überraschend schneller Weise geheilt. Nach einer einmaligen Blutentziehung und Ableitungen auf den Darmcanal pflegt die Affection durch die Kälte in kurzer Zeit sich gänzlich zu verlieren.

33. *Hyperaemia Chorioideae.*

Johanna St., 11 Jahr alt, aus Celle, stellte sich am 27. Octbr. vor. Nach einer länger dauernden Anstrengung der Augen war plötzlich das Sehvermögen sehr vermindert. Sie las rechts No. 4, links No. 7 Jäger; S. = $1/4$ rechts, $1/8$ links. Beide Augen zeigten eine Hyperämie der Chorioidea. Die Papillen erschienen stärker geröthet, die Retinalgefässe erweitert und die Gefässe der Chorioidea deutlich sichtbar. Die Kranke war anämisch und durch ein schnelles Wachsthum in ihren Kräften zurückgekommen. Ihr bisheriger Arzt hatte ihr acht Tage zuvor schon an jede Schläfe zwei Blutegel setzen lassen. Ich verordnete ihr Bitterwasser und liess den Eisbeutel auflegen. Schon nach drei Tagen trat eine merkliche Besserung ein; am 4. Tage las Patientin links No. 6, rechts No. 2. Ich verordnete ein scharfes Fussbad und *Tinct. Ferri acetic. aether.* Nach weitern sechs Tagen hatte sich die Hyperämie der Nervenpapillen verloren und das Sehvermögen wieder gebessert. Am 15. Novbr. war S. = 1. Von der frühern Blutüberfüllung des Augenhinter-

grundes liess sich nur eine stärkere Füllung der Retinalvenen nachweisen. Der Eisbeutel wurde zurückgelassen und Patientin mit der
Weisung entlassen, den Gebrauch des Eisens noch fortzusetzen.

Bei Chorioiditis wende ich den Eisbeutel lange Zeit hindurch an, nicht nur so lange, als die Zeichen der Hyperämie
der innern Membranen sich nachweisen lassen, sondern bis zu dem
Zeitpunkt, an welchem sich an den Exsudatstellen noch Aende-
rungen durch die angewandten Mittel erwarten lassen. Die
Kranken vertragen die Kälte sehr wohl, wochen- und monatelang.
Sind beide Augen afficirt, lasse ich abwechselnd den Beutel auf
das eine und das andere Auge legen und des Nachts, wenn ich
es erreichen kann, mit der Anwendung fortfahren. Gewöhnlich
klagen die Patienten in den ersten Tagen über eine zu grosse
Abkühlung, wenn keine Wärmevermehrung im Auge sich vor-
findet, bald aber ist dieses Gefühl überwunden und die Kälte ist
den Meisten sehr behaglich. Dann vermindert die Abkühlung
bald die so lästigen Symptome des Farbensehens und Flimmerns.
Bei eitriger Chorioiditis passt die Kälte nicht, wohl aber
bei acuter Chorioiditis, welche mit einer stärkern peri-
cornealen Injection, Hyperämie oder Entzündung der Iris auftritt.
Ebenso verhält sich die Chorioiditis disseminata, mag
sie syphilitischen oder nicht syphilitischen Ursprungs sein; beide
vertragen die Kälte sehr gut und ich finde, dass sich die Exsudate unter Einwirkung des Eisbeutels rascher zurückbilden und
nicht so grosse Störungen des Sehens hervorrufen, als gewöhnlich geschieht.

34. *Chorioiditis exsudativa.*

Frau S., eine kräftige Wäscherin von 44 Jahren, war vor drei
Jahren am linken Auge an Chorioiditis disseminata erkrankt. Durch
Hinzutritt von Iritis, Pupillarverschluss und Cataractbildung war die
Sehkraft geschwunden und eine leichte Phthisis bulbi hatte sich ausgebildet. Vor anderthalb Jahren wurde auch das rechte Auge ergriffen. Am 20. September stellte sie sich mir vor. Ich fand eine
exsudative Chorioiditis und allgemeine diffuse Trübung des Glaskörpers. Der Sehnerv zeigte sich an der innern Seite weisslich verfärbt,

an der temporalen dagegen hyperämisch. Die Gefässursprünge waren etwas verdeckt. Die Exsudate in der Chorioidea bestanden aus einzelnen grössern Flecken, welche keine dunkle Pigmentirung am Rande besassen. Fr. S. las Jäger Nr. 3 mühsam, My. $^1/_{10}$, S. kaum $^1/_{20}$. Das Gesichtsfeld zeigte eine hochgradige concentrische Einengung. In 50$^{cm.}$ Entfernung gemessen, hatte dasselbe einen Durchmesser von 25$^{cm.}$ in horizontaler, und 22$^{cm.}$ in verticaler Richtung. Seine Form stellte ein Viereck mit abgestumpften Ecken dar. Lues liess sich als Ursache nicht nachweisen. Am 16. October wurde sie in das Stift aufgenommen. Der Eisbeutel wurde ihr aufgelegt, *Sublimat* 0,008 täglich gereicht und ein künstlicher Blutegel gesetzt. Am 20. begann ich ihr *Strychnin. nitric.* 0,002 subcutan in die Stirnhaut einzuspritzen. Am folgenden Tage schon hatte das Gesichtsfeld nach jeder Richtung hin um 2$^{cm.}$ zugenommen. Am 16. November, nachdem ich 23 Einspritzungen ausgeführt, hatte sich das Gesichtsfeld, indem es sich ganz regelmässig nach jeder Einspritzung verbesserte, nach allen Richtungen hin auf 114$^{cm.}$ Durchmesser ausgedehnt. Am 29. November ergab die vorgenommene Untersuchung, dass Fr. S. Nr. 1 fliessend las, S. $= \frac{3}{4}$. Das Gesichtsfeld war völlig zur Norm zurückgekehrt. Der Glaskörper zeigte noch eine leichte, feinstrichige Trübung. Die Papille war noch etwas hyperämisch, die Exsudate in der Chorioidea hatten an Grösse erheblich verloren und zeigten keinen pigmentirten Rand. Patientin entzog sich der Behandlung.

35. *Chorioiditis disseminata.*

Frl. v. R., 16 Jahr alt, aus der Gegend von Minden, hatte früher an Blepharitis und Eczem verschiedener Körperpartien gelitten, dann entwickelte sich bei ihr eine erhebliche Anämie. Vor zwei Jahren bekam sie eine Kopfrose; seit jener Zeit bemerkte Patientin zuerst eine Abnahme der Sehkraft auf dem linken Auge. Am 10. Juli fand ich Chorioiditis disseminata auf dem linken Auge mit starker Hyperämie der Chorioidea, der Retina und der Papilla optica. Die kleinen Exsudatstellen auf der Chorioidea nahmen den hintern Abschnitt des Auges ein. Sie waren rundlich, zeigten eine geringe Grösse und nicht ganz scharfe Begrenzungen. Den Flecken entsprechend bemerkte Frl. v. R. dunkle Stellen im Gesichtsfelde, aber keine Einengung. Patientin las Nr. 16 Jäger, S. = $^1/_{10}$. Sie wurde in das Henriettenstift aufgenommen. Ich verordnete ihr den Eisbeutel, Bitterwasser und wöchentlich einmal den künstlichen Blutegel. Am 31. Juli las Patientin Jäger Nr. 11, S. = $^1/_8$. Die Hyperämie im Innern des Auges hatte nachgelassen, dagegen bestand ein erheblicher Blutandrang zum Kopfe längere Zeit fort. Fussbäder von Königswasser und Bitterbrunnen wurden angewandt und der Eisbeutel fortgesetzt. Dann verordnete ich Frl. v. R. *Sublimat*, 0,006 täglich zu nehmen. Ende August las Patientin Nr. 6 Jäger. Der *Sublimat* musste zurückgelassen werden, weil Magenkatarrh eintrat. Nachdem dieser beseitigt war, verordnete ich *Jodkalium*. Ende September liest Patientin Nr. 2 Jäger, S. = $^1/_5$. Der Augenspiegel zeigte, dass auf dem Auge noch ein mässiger Grad von Hyperämie fortbestand. Die Grenzen der Nervenpapille erschienen undeutlich, die Exsudate hatten eine weissliche Farbe angenommen, waren aber an einzelnen Punkten von dunkelgefärbten Rändern umgeben. Zwischen denselben war das Pigment der Chorioidea zum Theil geschwunden. Am 1. October wurde Frl. v. R. nach Hause entlassen, und weil die Anämie wieder stärker hervortrat, verordnete ich ihr *Ferrum* in Form der Blaud'schen Pillen und rieth ihr an, noch weiter mit den scharfen Fussbädern fortzufahren, sowie den Eisbeutel einige Stunden täglich aufzulegen. Nach vier Wochen besuchte mich die Kranke wieder. Ich fand einen weitern Fortschritt in allen Erscheinungen; sie las links Nr. 1 Jäger und S. = $^1/_2$.

36. *Chorioiditis disseminata.*

Herr v. D. aus Freiburg stellte sich mir am 19. Juli vor. Er war 28 Jahr alt, von zarter Constitution. Während seiner Studienzeit schon war sein rechtes Auge erkrankt und er bemerkte es erst, als er nur noch grosse Schrift damit lesen konnte. Er hatte einen Augenarzt consultirt, dieser ihm aber keine Kur vorgeschlagen. Vor vier Wochen nun fand er eine Abnahme der Sehkraft auf dem linken Auge, welche mit grosser Lichtscheu aufgetreten war. Ich constatirte auf beiden Augen Chorioiditis disseminata. Das rechte Auge zeigte grosse runde Exsudatflecken, welche von starken Pigmentirungen umgeben und theilweise bedeckt waren. An der Stelle der Macula lutea fand sich ein solches Exsudat von der Grösse der Sehnervenpapille. Die Sehschärfe war in Folge davon gering, er erkannte nichts von Jäger Nr. 22. Auf dem linken Auge fand ich frische, viel kleinere Exsudate, welche besonders die Aequatorialgegend einnahmen, auch nahe bei der Macula lutea, nach aussen von derselben, lag ein kleines Exsudat. Die Buchstaben erschienen v. D. etwas verzogen und er erkannte Nr. 4 und mühsam Worte von Nr. 3, S. = kaum $\frac{1}{16}$. Besonders störend waren Patienten in bläulichen und gelblichen Farben schillernde Flimmerscotome. Von Lues war nichts zu entdecken. Er wurde in das Henriettenstift aufgenommen. Ich verordnete den künstlichen Blutegel alle acht Tage, *Sublimat* 0,012 täglich, den Eisbeutel und scharfe Fussbäder. Mitte August war der Zustand schon wesentlich gebessert. Auf dem linken Auge hatte sich das Exsudat neben der Macula lutea verkleinert. Die Gegenstände erschienen nur noch wenig verzogen und v. D. las Nr. 3, S. = $\frac{1}{3}$. Auch das rechte Auge hatte unerwarteter Weise sich verbessert, er erkannte Nr. 14. Das Exsudat in der Gegend der Macula lutea schien sich verkleinert zu haben. Ich verordnete jetzt *Hydrargyrum jodatum* 0,09 täglich. Der Eisbeutel wurde weiter angewandt, die Blutegel jedoch nur noch zweimal in Anwendung gezogen. Die farbigen Scotome waren geschwunden, nachdem sie sich vorher mehr in den obern Theil des Gesichtsfeldes begeben hatten. Ende September wurde v. D. aus dem Stift entlassen. Er las mit dem linken Auge Nr. 2 und Worte von Nr. 1, S. = $\frac{1}{4}$. Rechts las er Nr. 13. Auf dem linken Auge waren die Erscheinungen der Hyperämie fast verschwunden. Die Exsudate hatten sich verkleinert. Ich liess v. D. nun *Jodkalium* nehmen und die Kälte weitergebrauchen. Am 15. Novbr. stellte sich Patient mir wieder vor in einem befriedigenden Zustande, links las er Nr. 1, rechts Worte von Nr. 12. Ich verordnete ihm *Ferrum lacticum* und liess das Eis fort. Im Sommer darauf zeigte sich v. D. mir wieder. Er hatte sich still gehalten, aber seine frühere Kräftigkeit war nicht wiedergekehrt; ausserdem litt er seit längerer Zeit an Verstopfung. Ich rieth ihm nach Franzensbad zu gehen. Bei seiner Rückkehr fand ich ihn gekräftigt und er konnte seine Augen wieder zum Arbeiten gebrauchen. Links war S. = $\frac{3}{8}$, rechts war keine weitere Besserung ein-

getreten. Links hatten sich die Exsudatstellen mit schwarzem Pigment bedeckt und waren von weisslichen Rändern begrenzt; Papilla
und Retina normal.

M. Krankheiten der Retina und des Sehnerven.

Die Krankheiten der Retina treten unter mannigfachen Formen auf. Sie sind häufig die Folgen von verschiedenen Allgemeinzuständen und werden durch die besondern anatomischen Verhältnisse in eigenthümlicher Weise modificirt.

Die Netzhautablösung gilt bisher für eine der Therapie schwer zugängliche Krankheit. Wenn auch spontane
Heilungen bisweilen vorkommen, so gilt doch als Regel, dass die
Kurerfolge sehr gering sind und es schon als ein günstiger Verlauf angesehen wird, wenn es gelingt, die einmal bestehende
Ablösung an einer weitern Ausbreitung zu hindern. Die Opera-
tivbehandlung der Netzhautablösung durch Punction der abgelösten Membran hat nur selten günstige Resultate geliefert. Meistens
war die Besserung nur von kurzer Dauer, oder es traten nach
der Punction heftige Reizerscheinungen auf. Bei hochgradiger
Ablösung habe ich durch den Eisbeutel keine nennenswerthe
Resultate erzielt, wohl aber waren mässige Formen der Krankheit, wenn die Ablösung peripherisch lag, der Kältemethode zugänglich. In zwei genau beobachteten Fällen, welche schon länger
bestanden hatten, trat nach der Anwendung des Eisbeutels sehr
bald eine merkliche Besserung ein, obgleich ich die Patienten
nicht das Bett hüten liess. Beiden verordnete ich *Sublimat* und
den möglichst continuirlichen Gebrauch des Eisbeutels. In gleichmässig fortschreitender Weise wurde das Exsudat aufgesogen
und das Gesichtsfeld erweiterte sich bei beiden Patienten bis zur
äussersten Grenze. Eine völlige Restitution der Netzhaut trat
nicht ein, aber die Besserung des Sehvermögens und des Gesichtsfeldes blieb bestehen.

37. Netzhautablösung.

Kaufmann W., 22 Jahr alt, gross und schmächtig, hatte vor sechs Wochen nach anstrengenden Arbeiten bei Gaslicht zuerst eine Trübung auf seinem rechten Auge bemerkt und über Myodesopsie geklagt. Er stellte sich einem Arzt vor und wurde von diesem mit methodischen Blutentziehungen behandelt. Nach einer anfänglichen Besserung verschlimmerte sich der Zustand wieder und als W. meine Hülfe am 25. Septbr. in Anspruch nahm, war auf seinem rechten Auge die centrale Fixation aufgehoben und seitlich erkannte er Nr. 19 Jäger. Beiderseits bestand My., rechts $1/10$, links $1/7$; S. links $= 1/2$, rechts seitlich $= 1/15$. Als Grund der Sehstörung fand ich eine Netzhautablösung am obern Theile. Dieselbe begrenzte sich mit einer zarten, weisslichen Linie gegen die gesunde Netzhaut hin. An der Grenze sah man die Gefässe der Retina eine leichte Biegung machen und dann gestreckt weiter verlaufen, ohne erhebliche Schlängelungen zu erfahren. Es lag also eine mässige Transsudatschicht oberhalb des Sehnerven, welche ganz allmählig in das Niveau der normalen Retina überging und keine Ausbuchtungen derselben hervorrief. Das Gesichtsfeld schnitt in einer horizontalen, dicht oberhalb des Centrum verlaufenden Linie ab und unterhalb derselben wurde nichts erkannt, nur nach aussen und unten konnte W. grössere Gegenstände durch die Ablösung hindurch erkennen. Da W. durch die frühern Blutentziehungen noch sehr geschwächt war, sah ich von diesen gänzlich ab und verordnete ihm Bitterwasser, scharfe Fussbäder und den Eisbeutel. Ich liess ihn das Haus hüten und das Zimmer verdunkeln. Nach sechs Tagen hatte der Erguss sich so weit vermindert, dass wieder central fixirt wurde; Nr. 9 Jäger. Das Gesichtsfeld hatte sich nach aussen wieder unter die Horizontale ausgedehnt. Ich verordnete *Sublimat* 0,012 täglich. Am 11. Octbr. nahm das Gesichtsfeld schon beinah den äussern untern Quadranten wieder ein. Am 23. war nur die obere Hälfte des innern untern Quadranten noch defect. W. erkannte Nr. 3, S. $= 1/6$. Am 6. Novbr. war nach innen und unten nur noch ein ganz geringer Defect nachzuweisen; Nr. 2 Jäger. Am 19. ergab das Förster'sche Perimeter, dass das Gesichtsfeld

6 *

nach unten 70⁰, nach aussen und unten ebenso, nach innen und unten
65⁰ betrug; Nr. 1 wurde langsam gelesen. Bisher hatte durch ein
Missverständniss W. im Ganzen nur *Sublimat* 0,05 verbraucht. Da
Magencatarrh sich einstellte, liess ich denselben fort und verordnete
Tinct. Rhei aquos. mit *Natr. bicarbon.* Nach acht Tagen ging ich zum
Jodkalium über, der Eisbeutel wurde fortgesetzt. Mitte December war
keine Differenz des Gesichtsfeldes mehr nachzuweisen; die Messung
ergab auf beiden Seiten übereinstimmend nach unten 70⁰, nach aussen
und innen unten 75⁰. Rechts betrug S. etwas mehr als $1/4$. Die
abgelöste Netzhaut zeigte nach oben vom Sehnerven noch die untere
Grenze der Ablösung als feine weisse Linie. Die Gefässe liefen ohne
Erhebung über dieselbe hin und als einzige abnorme Erscheinung an der
abgelösten Partie fand ich eine Undurchsichtigkeit des Gewebes. Die
Gefässe der Chorioidea schienen unterhalb des Sehnerven völlig deutlich durch die Netzhaut hindurch, während oberhalb, jenseits der
weisslichen Linie gar nichts von der Chorioidea erblickt werden konnte.
Ich gestattete W. seine Beschäftigung wieder aufzunehmen. Ende
Februar fand ich das Gesichtsfeld völlig normal, die Sehschärfe hingegen hatte etwas nachgelassen, S. $= 1/6$. Der Augenspiegelbefund
war derselbe wie früher.

38. Netzhautablösung.

Herr W., ein Beamter von 67 Jahren, war schon mehrere Monate
lang an flockigen Glaskörpertrübungen auf beiden Augen behandelt. Die
Affection war durch Unterdrückung eines Kopfausschlags entstanden.
Ausser Blutentziehungen hatte W. fortwährend starke salinische Purgan-
zen genommen. Ich fand am 17. Novbr. auf beiden Augen My. $1/9$,
rechts S. $= 1/2$, links $=$ kaum $1/3$. Rechts wird Nr. 1, links Nr. 3
Jäger gelesen. Auf beiden Augen constatirte ich eine mässig grosse
Flocke im Glaskörper. Links war dieselbe stärker und ich fand eine
Netzhautablösung nach unten und aussen. Das Gesichtsfeld war im
obern innern Quadranten defect und begrenzte sich nach oben in einer
Linie, welche grade den Quadranten diagonal durchsetzte und auf der
Tafel in 50ᶜᵐ· Entfernung gemessen 50ᶜᵐ· vom Mittelpunkt entfernt
war. Mit dem Augenspiegel liess sich keine genaue Grenze der Ab-
lösung constatiren und nur an einer leichten Knickung der Netzhaut-

gefässe erkannte man die abgelöste Stelle und an dem Mangel des Durchscheinens der Chorioidalgefässe. Ich liess den künstlichen Blutegel setzen, den Eisbeutel auflegen und *Sublimat* 0,012 täglich nehmen. Am 20. Decbr. liess sich kein Defect mehr constatiren und Nr. 2 - wurde langsam gelesen. Am 10. Jan. ergab die Messung mit dem Perimeter links oben 55^0, innen und oben 60^0, gegen rechts 65^0 und 70^0. Es waren im Ganzen 3 Blutentziehungen gemacht und *Sublimat* 0,36 genommen. Ich verordnete Pillen von *Aloë* und *Rhabarber*. Der Eisbeutel wurde fortgesetzt. Am 18. Jan. war das Gesichtsfeld auf beiden Augen völlig gleich, nach oben 70^0, innen oben 75^0, S. $= \frac{2}{5}$. Beim Lesen trat noch störend eine Knickung in der Mitte der gesehenen Objecte hervor, welche von der fadenförmig gestalteten Glaskörpertrübung herrührte. Ophthalmoskopisch konnte ich keine Knickung an den Netzhautgefässen mehr wahrnehmen. W. liess nun den Eisbeutel zurück und übernahm seine Geschäfte wieder. Ende Februar war der Befund derselbe, nur war S. $= \frac{3}{10}$.

Die beobachtete Besserung der Netzhautablösung schreibe ich zum grossen Theile der Kältewirkung zu, da ich früher schon Merkurialien vielfach gegen diese Affection vergeblich verordnet habe, auch wenn die Kranken lange Zeit hindurch im Bette verweilten. Durch diese Thatsache wird der Beweis geliefert, dass die Kälte zur Aufsaugung von Transsudaten in der Tiefe des Auges beizutragen vermag. Auf diese Erfahrungen gestützt wandte ich den Eisbeutel auch bei andern Formen von Netzhautexsudaten an. Ein erneutes Auftreten von serösen oder plastischen Exsudaten während der Abkühlung habe ich niemals eintreten sehen. Ebenso wie die Kälte bei der Netzhautablösung sich nützlich erweist, darf man erwarten, dass sie zur Aufsaugung von Ergüssen in die Sehnervenscheide, wie sie bei Neuroretinitis vorkommen, wesentlich beitragen wird. Gestützt wird diese Annahme durch die günstige Einwirkung, welche ich bei der genannten Krankheit durch den Eisbeutel erzielt habe.

Bei Netzhautblutungen trägt die Kälte zur raschen Aufsaugung der Ergüsse bei. Während der Abkühlung habe

ich keine erneute Blutung beobachtet und kein Uebergreifen der
Affection auf das andere Auge. Wenn den Netzhautblutungen
eine Congestion zum Kopfe zu Grunde liegt, ist die Abkühlung
durch letztere schon angezeigt.

39. Netzhautblutung.

Fräulein v. H. aus Lüneburg, eine zarte Dame, 62 Jahr alt,
stellte sich mir am 18. Juli vor. Beide Augen zeigten My. $1/_{10}$; rechts
S. = $4/_5$; links S. = $1/_{20}$, Nr. 21 Jäger. Patientin leidet seit län-
geren Jahren an Insufficienz der Valvula mitralis. Auf dem linken
Auge war plötzlich eine Verdunkelung entstanden und ich fand als
Ursache derselben eine starke Netzhautblutung. Zahlreiche Extravasate nahmen den hintern Umfang der Retina ein, sowie die Stelle
der Macula lutea. Die Papille zeigte die gewöhnlichen Veränderungen,
ihre Grenze wurde durch kleine Blutaustritte zum Theil bedeckt,
und die Netzhaut war in der Umgebung der Gefässe in hohem Grade
getrübt, letztere waren stark gefüllt und zum Theil verdeckt. Frl.
v. H. wurde in die Klinik aufgenommen. Ich verordnete *Infusum Herb.*
Digitalis, den Eisbeutel und Bettliegen. Nach vierzehn Tagen beruhigte sich die Aufregung des Herzens; dann aber trat ein Magencatarrh
ein, welcher Patientin sehr schwächte. Nachdem derselbe gehoben,
nahm Patientin *Mixtura sulphuricoacida*. Die Blutergüsse in der Netzhaut waren nach vier Wochen um die Hälfte verkleinert, die Hyperämie
und Trübung der Netzhaut wesentlich gebessert. Die Sehkraft hatte
sich nur unbedeutend gehoben, da der Erguss auf der Macula lutea
sich nicht verkleinerte. Auch *Jodkalium*, welches Frl. v. H. darauf
fünf Wochen lang nahm, verursachte keine wesentliche Verbesserung.
Bei der Entlassung aus der Klinik, Ende September, las Patientin
Nr. 19 Jäger, S. = $1/_{20}$. Die Reste der Blutergüsse waren alle bis
auf den centralen verschwunden, letzterer war bräunlich verfärbt. Das
Netzhautgewebe war wieder durchsichtig und die Papille war nicht
atrophisch geworden. Auch nach anderthalb Jahren trat diese Veränderung nicht ein, und das rechte Auge wurde nicht von einer
Blutung heimgesucht.

Keine Einwirkung der Kälte beobachtete ich bei Retinitis pigmentosa, albuminuraemica und leucaemica, wohl aber vertrugen die Retinitis und Neuroretinitis syphilitica die dauernde Abkühlung. In der folgenden Krankengeschichte erfolgt die Rückbildung der Neuritis syphilitica während der Schmierkur unter Anwendung des Eisbeutels so vollständig, dass bei spätern Rückfällen, welche lange nach Aufhören der Kältebehandlung eintraten, nur Symptome von Netzhautentzündung wieder hervortraten und die Nervenpapille intact blieb. Es geht daraus hervor, dass die Syphilis die Anwendung der Kälte nicht verbietet und zweitens, dass frische Entzündungen des Sehnervenstammes unter Mitwirkung des Eisbeutels rasch geheilt werden können.

40. Neuritis, Chorio-retinitis syphilitica.

Dr. phil. H. aus Wiesbaden stellte sich mir am 3. Octbr. vor. Er war 30 Jahr alt, von sehr zierlichem Bau und schmaler Brust. Er hatte seit über einem halben Jahre an secundärer Syphilis gelitten : Halsgeschwüre, ein Hautsyphilid und Drüsenanschwellungen am Halse und der Leistengegend waren eingetreten. Er war von seinem Arzt nach Liebenstein geschickt und hatte dort die Kaltwasserkur mit einer Schmierkur verbunden gebraucht. Hals und Haut hatten sich gebessert. Bald aber, nachdem Patient drei Wochen dort gewesen, fühlte er seine Sehkraft abnehmen und sich stetig verschlechtern. Beiderseits My. $1/_2 \cdot 1/_2$, beiderseits Nr. 8 Jäger, S. = $1/_{10}$. Auf beiden Augen hatte er nach aussen vom Fixirpunct ein Scotom von nahezu 15^{cm} Durchmesser. Ich fand beiderseits Neuroretinitis syphilitica, Chorioiditis und feinpunktirte Glaskörpertrübungen. Auf beiden Seiten war die Sehnervenpapille um das Doppelte beinah vergrössert, sie erschien gelblich, wie ödematös; die Oberfläche war convex, die Grenzen derselben nicht deutlich, sondern das geschwellte Gewebe verdeckte sie und setzte sich in ein leicht getrübtes Retinalgewebe fort. Die Gefässursprünge waren auf der Papille nicht deutlich sichtbar und eine Strecke weit auf der Netzhaut verschleiert. Die Hyperämie war nicht erheblich, die Venen waren nur mässig ausgedehnt. Auf dem linken Auge fand sich eine feinpunktirte Glaskörpertrübung, welche ungefähr bis zum horizontalen Durchmesser der Papille hinaufreichte. Dieselbe hatte ihren Sitz in den hintersten Schichten des Glaskörpers. Auf dem rechten Auge bestand ebenfalls in dem untern Abschnitt des Auges eine Glaskörpertrübung, doch war sie nicht so scharf begrenzt, wie auf dem andern Auge, auch hier reichte sie nicht über die Papille in die Höhe; ausserdem aber fand sich in der Höhe der letztern nach innen ein länglich ovales, bräunlich gefärbtes Exsudat auf der Chorioidea. Die Lichtscheu war nicht erheblich. Dr. H. wurde in die Klinik aufgenommen. Ich verordnete ihm Einreibungen von *Unguent. Hydrargyr.* 5,0 täglich, liess ihn den Eisbeutel abwechselnd auf das eine und das andere Auge legen und das Bett hüten. Dreimal liess ich in achttägigen Zwischenräumen den künstlichen Blutegel appliciren. Am 26. Octbr. stellte sich eine leichte Mundaffection ein, begleitet von Erbrechen und Durchfall. Die Schmierkur wurde ausgesetzt. Der Erfolg war ein vortrefflicher, auf beiden Augen war die Nervenpapille zu ihrem normalen Verhalten zurückgekehrt und zeigte nur noch eine leichte Hyperämie. Die Trübungen in der Netzhaut waren geschwunden und die Gefässe frei sichtbar. Die Glaskörpertrübungen hatten sich aufgehellt und das Exsudat der Chorioidea des rechten Auges um die Hälfte verkleinert. Beiderseits wurde Nr. 5 Jäger gelesen, S. = $^1/_6$. Die Scotome waren bis auf einen leichten Schatten geschwunden. Nachdem die Darmaffection beseitigt war, liess ich von Neuem *Unguent. Hydrargyr.* 6,0 drei Tage lang einreiben; doch wiederum trat die Darmaffection auf. Ich liess Dr. H. aufstehen und verordnete ihm am 10. Novbr. *Jodkalium.* Der Eisbeutel wurde fortwährend angewandt. Von nun an schritt die Besserung nur langsam fort. Nach fünfwöchentlichem Gebrauche des *Jod* wurde Jäger Nr. 3 bis 2 gelesen, S. = $^1/_4$. Die Scotome waren ganz geschwunden. Die Glaskörpertrübungen bestanden aber, wenn auch sehr gelichtet, fort. Das Chorioidalexsudat des rechten Auges war bis auf einige kleine Punkte verschwunden. Es stellte sich ein heftiger Jodschnupfen ein. Leider versäumte Patient im Weihnachtsfeste die nöthige Vorsicht und bekam in den letzten Tagen des Jahres einen Rückfall, der mit grosser Lichtscheu einherging. Dr. H. erkannte kaum Nr. 6 Jäger, S. = $^1/_7$. Auf beiden Augen traten die Scotome in der anfänglichen Grösse als Defecte im Gesichtsfelde wieder hervor; auf dem linken Auge entstand ein gelblich gefärbtes Exsudat in der Retina nach aussen von der Papille. Ich liess den Kranken

sich sofort wieder zu Bett legen und *Unguent. Hydrarg.* 5,0 täglich
einreiben. Nach 3 Wochen war Patient von der Behandlung so angegriffen, dass ich damit aufhören musste. Ich verordnete ihm gute
Kost und Roborantia. Dann folgte wieder die Schmierkur vierzehn Tage
lang, darauf eine zweite Pause. Mitte März hatte sich der Zustand der
Augen wieder gehoben, auch die syphilitischen Allgemeinsymptome,
welche bei dem Rückfall stärker aufgetreten waren, gingen wieder
zurück. Dr. H. las Nr. 2 Jäger, S. = $^1/_3$. Die Defecte im Gesichtsfelde hatten sich verloren bis auf eine Reihe dunkler Flecke in
jedem Auge. Die Glaskörpertrübungen waren verschwunden, sowie
auch das Exsudat auf dem linken Auge. Die Nervenpapillen waren
etwas blass, die Netzhautgefässe normal, die Grenze scharf sichtbar.
Ich verordnete Dr. H. Roborantia und später *Ferrum* in verschiedenen
Präparaten. Der Eisbeutel war gegen Ende der Schmierkur Patienten
nicht mehr bekommen, auch einige spätere Versuche der erneuten Anwendung waren vergeblich. Ende Mai hatte sich die Sehkraft noch
weiter gebessert, Dr. H. las Nr. 1, S. = beinah $^3/_4$. Die Flecken
im Gesichtsfelde hatten sich nur um Weniges verkleinert. Im Juni
reiste Patient nach Aachen, um dort gegen die Reste der Syphilis
die Schwefelbäder zu benutzen.

Neuritis und Neuroretinitis habe ich in einer Anzahl
von Fällen unter Anwendung des Eisbeutels glücklich verlaufen sehen. Besonders sind die acut verlaufenden und auf Cir-
culationsstörungen beruhenden Formen der Kältebehandlung zugänglich.

41. *Neuroretinitis.*

Frau H., eine funfzig Jahre alte Dame, von ziemlicher Körper-
fülle, erblindete plötzlich auf dem linken Auge im Verlauf einiger
Tage fast völlig. Sie hatte längere Zeit an Verstopfung gelitten und erhebliche Gemüthsbewegungen durchgemacht. Ihr centrales
Sehen war aufgehoben und excentrisch erkannte sie kaum Finger.
Ihr Hausarzt verordnete ihr sogleich salinische Purganzen und liess
kalte Umschläge auf das Auge machen. Das linke Auge hellte sich
etwas auf, aber nach etwa acht Tagen wurde auch das rechte ergriffen.
Am 13. März fand ich auf beiden Augen Neuroretinitis. Beide Seh-

nervenpapillen erschienen etwas gewölbt, gelblich, getrübt, mit verwaschenen Grenzen. Die Netzhaut des hintern Abschnitts war in unregelmässigen Formen gräulich getrübt und bedeckte theilweise die Gefässe. Letztere waren stark angefüllt, geschlängelt und auf der Papille traten besonders deutlich die mit Blut überfüllten Anfänge der Centralvenen hervor. Auf beiden Augen war ein bedeutendes centrales Scotom vorhanden, durch welches nur undeutlich das Lampenlicht gesehen wurde. Die Form der beiden Scotome liess sich nicht genau bestimmen, da die Lichtscheu der Dame eine genauere Untersuchung nicht erlaubte. Ich verordnete beiderseits den künstlichen Blutegel, liess Tag und Nacht die Eisbeutel auflegen und Bitterwasser trinken. Am 15. erkannte sie mit dem linken Auge Nr. 20 Jäger. Sie nahm *Mixtura sulphuricoacida* und Abends ein scharfes Fussbad. Nach zweimaliger Blutentziehung hatte sich das Sehvermögen beider Augen erheblich verbessert, links Nr. 14, rechts Nr. 18. Das centrale Scotom hatte sich aufgehellt und seine Ausdehnung erstreckte sich nach der äussern Hälfte des Gesichtsfeldes. Links betrug der horizontale Durchmesser in 50$^{cm\cdot}$ Entfernung etwa 45$^{cm\cdot}$, rechts 57$^{cm\cdot}$ Ich verordnete ein Vesicator auf den rechten Oberarm zu legen und liess dasselbe mit Reizsalbe in Eiterung erhalten. Nach einer weitern Blutentziehung, leichtem Abführen und stetem Gebrauch des Eisbeutels hatte der Zustand der Augen sich am 31. wesentlich gebessert. Die Nervenpapillen ragten nicht mehr über das Niveau der Netzhaut empor, hatten die natürliche Färbung und Begrenzung wiedererhalten und die Gefässe zeigten nur noch eine geringe Blutüberfüllung. Auf dem rechten Auge bestand noch ein mässiger Grad von Hyperämie der Papille fort. Die Retina desselben zeigte noch in der Umgebung der grossen Gefässe Trübungen, welche letztere verschleierten; die Retina des linken Auges dagegen war völlig frei. Frau H. las links Nr. 3, rechts Nr. 14. Der Schatten hatte sich auf dem linken Auge ganz verloren, auf dem rechten Auge bestand er in einer Ausdehnung von 20$^{cm\cdot}$ Durchmesser nach aussen vom Fixirpunkte. Am 4. April liess ich am rechten Auge eine Blutentziehung machen; statt des Bitterwassers bekam Frau H. *Natr. bicarbon.* mit *Extr. Gentian.* Ich liess das Zimmer etwas heller machen und gestattete Patientin Abends in den Garten zu gehen. Auch die Diät wurde wieder

verbessert. Am 22. las Patientin links Nr. 1, rechts Nr. 3; der
Schatten war auch vom rechten Auge verschwunden, und mit dem
Augenspiegel liess sich keine Veränderung im Innern desselben mehr
entdecken. Ende Mai war auf beiden Augen S. = 1 und mit $+ \, ^1/_{40}$
las Patientin auch rechts Nr. 1 Jäger. Für den Sommer verordnete
ich Frau H. den Gebrauch von Marienbad.

Die Heilung dieses Falles von Neuroretinitis nach Circula-
tionsstörungen verlief rasch und ohne Rückfälle und es war durch
die Anwendung des Eisbeutels möglich, die Blutentziehungen auf
ein geringes Mass zu beschränken. Dieser Umstand ist bei den
fraglichen Affectionen von hoher Bedeutung, weil ihr Verlauf
durch zu grosse Schwächung sehr verlängert werden kann. N e u -
ritis syphilitica und Neuritis entstanden durch
Missbrauch geistiger Getränke sowie Neuritis mit
centralem Scotom sah ich bei der Kältebehandlung günstig
verlaufen.

42. *Neuritis syphilitica, Paralysis Nervi oculomotorii partialis.*

Sophie B., eine Köchin von 32 Jahren, hatte vor drei Jahren an
secundärer Syphilis gelitten, Hautaffectionen und bedeutende Rachen-
und Gaumengeschwüre durchgemacht. Zwei Jahre nachher litt sie an
einer leichten Abducens-Lähmung des rechten Auges, welche durch
den Gebrauch von *Jodkalium* in zwei Monaten wieder zurückging.
Am 3. März stellte sie sich mir vor mit Lähmung des Musculus rectus
superior, internus und Levator palpebrae auf dem rechten Auge
und fast völliger Amaurose. Sie hatte nur geringen Lichtschein auf
demselben. Mit dem Augenspiegel konnte ich eine Neuritis syphilitica constatiren. Ich verordnete sechs Blutegel, den Eisbeutel und
Unguent. Hydrargyr. 5,0 täglich einzureiben. Nach zwölf Einreibungen erkannte Patientin Finger wieder, nach sechzehn las sie Nr. 20
Jäger. Nach einundzwanzig Einreibungen war die Augenmuskel-
lähmung bis auf einen geringen Rest gehoben. Zugleich aber stellte
sich bei B. eine Unverträglichkeit gegen die Kälte ein, es entstand
Supraciliarneurose; der Eisbeutel wurde weggelassen. Patientin las
Nr. 10 Jäger; das Gesichtsfeld war normal, die Hyperämie der Papille bestand fort. Am 30. März erfolgte eine starke Mundaffection.

Nachdem dieselbe vorüber war und B. im Sehen keine Fortschritte machte, liess ich sie *Sublimat* 0,01 täglich nehmen und den Eisbeutel wieder anwenden, doch vertrug sie ihn auch diesmal nur vierzehn Tage. Ende April erkannte sie Nr. 5 Jäger, S. $= \frac{3}{4}$. Nach fast vierwöchentlichem Gebrauch des *Sublimat* trat wieder der Beginn einer Mundaffection ein; ich liess Patientin dann *Ferrum jodatum* 0,75 täglich nehmen. Mitte Juni wurde Nr. 2 Jäger gelesen, S. $= \frac{3}{4}$. Eine leichte Hyperämie der Nervenpapille bestand fort.

43. *Hyperaemia Nervi optici ex abusu spirituosorum.*

Schuhmacher Th. aus Verden, 52 Jahr alt, klagte über zunehmende Sehschwäche. Er war von kräftiger Constitution, hatte aber durch starken Branntweingenuss sich ein heftiges Zittern der rechten Hand zugezogen und litt ausserdem an verschiedenen neuralgischen Zuständen. Ich fand am 28. Juli beiderseits Hy. man. $\frac{1}{12}$. Er las rechts No. 16 Jäger, links No. 18, S. kaum $\frac{1}{10}$. Mit dem Augenspiegel liess sich eine Hyperämie der Nervenpapille erkennen und eine mässig vermehrte Füllung der Venen der Netzhaut. Er wurde in die Klinik aufgenommen und ich verordnete den Eisbeutel. Dann nahm Th. Bitterwasser und bekam jeden Abend ein scharfes Fussbad. Nach acht Tagen las Patient mit $+ \frac{1}{12}$ mit jedem Auge No. 13. Das Bitterwasser wurde zurückgelassen, und ich verordnete ihm *Decoct. Radicis Calami* mit *Tinct. Rhei aquos.* und liess ihn eine *Sublimatsalbe* 2 p. C. auf die Stirn einreiben. Am 13. August las Patient beiderseits No. 11. Da die Kräfte sich wieder gehoben hatten und Blutandrang zum Kopfe hervortrat, liess ich Th. *Pulv. Liquir. compos.* mit *Kal. tartaric.* in abführender Dosis nehmen. Die Salbe und der Eisbeutel wurden fortgesetzt. Am 19. August las Patient No. 7 auf beiden Augen. Doch auch durch dieses Purgans fühlte sich Patient bald geschwächt. Ich ging daher zu *Decoctum Chinae* über und liess den Gebrauch der Salbe aussetzen, dafür aber ein kleines Cetaceum in den Nacken legen. Am 27. August las Patient rechts No. 4, links No. 5, S. $= \frac{3}{10}$. Leider unterbrach Th. hier die Kur, weil ihm die Abstinenz nicht mehr zusagte. Als er mich im October wieder besuchte, hatte sich S. auf fast $\frac{1}{2}$ gehoben, er las No. 3 mit beiden Augen.

44. Neuritis mit centralem Scotom.

Postsecretair S., 24 Jahre alt, aus Uelzen, bemerkte eine Sehstörung auf beiden Augen. Ich fand am 24. Juni beide Augen
emmetropisch, er las beiderseits No. 5 Jäger, S. = kaum ¹/₄. Auf
beiden Augen fand sich ein centrales Scotom, welches in 20ᶜᵐ·
Entfernung einen Durchmesser von 15ᶜᵐ· hatte. Die Form war
nahezu kreisrund. Ophthalmoskopisch liess sich nur eine Blutüberfüllung der Netzhautgefässe erkennen, sonst alles normal. Die
Affection hatte sich nach einer starken Erkältung entwickelt, in Folge
deren Patient längere Zeit verstopft war und Kopfcongestionen bekam. In die Klinik aufgenommen, behandelte ich ihn mit Blutentziehungen, zweimal wöchentlich, Bitterwasser und dem Eisbeutel.
Ende Juli las Patient No. 3, S. = ¹/₃. Das Scotom war um die
Hälfte kleiner geworden und die Blutüberfüllung im Innern des Auges
zurückgegangen. Da Herr S. durch die Kur sehr angegriffen war,
liess ich ihn Roborantia nehmen. Leider traten im August Ver-
dauungsstörungen ein, zugleich mit Kopfcongestionen, in Folge deren
der Zustand der Augen sich verschlechterte. Eine neue Hyperaemia Retinae bildete sich aus. Ich liess wieder Blutentziehungen
machen und S. Sublimat 0,012 täglich nehmen; der Eisbeutel
wurde weiter gebraucht und ein Vesicator auf dem linken Oberarm offen erhalten. Bei dieser Behandlung besserte sich der Zustand, das Scotom verschwand, beiderseits wurde No. 1 gelesen,
S. rechts = ³/₄, links = ¹/₂. Rechts war der Augenhintergrund
normal, links noch einige Hyperämie. Ich liess Herrn S. Ferrum jodatum nehmen und auf der linken Seite noch einige Blutentziehungen machen. Anfang November las Patient beiderseits
fliessend No. 1, S. = 1. Eine Neigung zur Verstopfung bestand fort,
doch waren die Kopfcongestionen nicht wieder hervorgetreten.

45. *Neuritis optica.*

Kaufmann H. aus Norden, ein kräftiger Mann, 32 Jahr alt,
hatte nach Kopfcongestionen seit sechs Wochen eine rasche Abnahme seines Sehvermögens bemerkt. Ich fand am 31. Octbr. auf
beiden Seiten Neuritis optica. Die Nervenpapille war beiderseits
leicht angeschwollen und stark geröthet, die Gefässe waren ge-

schlängelt, und besonders die Venen stärker gefüllt. Die Stämme der grossen Gefässe waren verschleiert, und die an den Arterien anliegenden Netzhautpartien leicht getrübt, besonders nach oben trat dieser Zustand deutlich hervor. Es bestand auf beiden Augen Hy. $1/12$; gelesen wurde jederseits No. 16 Jäger, S. $= 3/40$. Das Gesichtsfeld war völlig intact. Ich verordnete Blutentziehungen, Bitterwasser, Fussbäder und den Eisbeutel. Nach acht Tagen wurde No. 12 Jäger gelesen, S. $= 3/20$. Eine weitere Blutentziehung und *Sublimat* 0,015 täglich wurden verordnet. Am 20. Novbr. wurde No. 5 gelesen. Die Trübung der Netzhaut war geschwunden. Am 10. December wurde No. 2 gelesen, S. $= 1/4$. Der *Sublimat* wurde weggelassen und *Jodkalium* verordnet. Am 30. Decbr. war die Sehschärfe auf $3/4$ gestiegen, die Sehnervenpapillen zeigten die normale Färbung und die Gefässe verliefen gestreckter, nur war die Begrenzung der Papille nach unten noch verwaschen; *Ferrum jodatum* wird genommen. Am 15. Januar wird der Eisbeutel nicht mehr vertragen, er erregt unangenehme Empfindungen und wird fortgelassen. Am 28. Januar völlige Heilung, S. $= 1$ beiderseits.

Alle diese Beispiele betrafen kräftige Individuen und doch konnte ich von einer häufigeren Anwendung der Blutentziehung absehen. Der Verlauf war in allen Fällen langdauernd, ohne aber durch erhebliche Rückfälle gestört zu werden.

Die chronischen Formen von Neuritis optica aber contraindiciren die Kälte durchaus nicht, selbst wenn die Kranken anämisch und geschwächt in die Behandlung eintreten.

46. *Neuritis optica.*

Kaufmann S., 36 Jahr alt, aus Gilten, war früher längere Jahre in Amerika, wo er an Rheumatismus gelitten hatte, und vor etwa sechs Jahren Syphilis durchmachte. Nach einer starken Erkältung im Frühjahr 1873, in Folge deren er acht Tage lang das Bett hüten musste, bemerkte er, dass sein Sehvermögen plötzlich abnahm; er konnte nur grosse Schrift erkennen und eine Trübung lag vor beiden Augen. Er liess sich behandeln, und es wurden ihm ausser innern Mitteln Strychnineinspritzungen gemacht und das Auge electrisirt. Einige Besserung trat ein, besonders verschwand die Trübung im

Gesichtsfelde. Dann aber blieb der Zustand sich gleich trotz längerer
Behandlung. Im October kam er nach Deutschland und ich fand
am 18. Novbr. auf beiden Augen Hy. man. $^1/_{24}$, er las No. 9
Jäger, S. beiderseits kaum $^1/_{12}$. Mit dem Augenspiegel fand ich
beide Nervenpapillen weiss verfärbt, die Grenze derselben war nach
unten und oben etwas verdeckt und das Niveau überragte um
etwas das der Netzhaut. Die Gefässe der Retina waren leicht hyperämisch. Es handelte sich also um das spätere Stadium einer
Neuritis optica. Die Constitution des Patienten war noch sehr geschwächt. Er wurde in die Privatklinik aufgenommen und ich verordnete ihm *Sublimat* 0,012 täglich und den Eisbeutel; dabei liess
ich ihm gleich gute Kost reichen. Fussbäder wurden nicht gut vertragen. Anfang Januar las Patient No. 7 — 6, S. = $^1/_5$. Beide
Papillen zeigten eine röthlichere Färbung wieder und prominirten
nicht mehr so stark über die Netzhaut. Ich verordnete *Jodkalium*
und liess ein Vesicator auf den linken Oberarm legen und mit Reizsalbe offen erhalten. Nach vierwöchentlichem Gebrauch entstand
ein Jodexanthem und Magencatarrh, welcher mich nöthigte,
mehre Wochen die Kur zu unterbrechen. Ende Februar liess ich
S. *Pilulae Hydrargyr. Pharmacop. Londonens.* 0,4 täglich nehmen,
mit dem Eisbeutel wurde fortgefahren. Anfang April las Patient
No. 2, S. = $^1/_3$. Die Sehnervenpapillen hatten sich weiter gebessert, jedoch war ihre Begrenzung nach oben und unten noch nicht
wieder völlig scharf. Da bei S. Spinalirritation mit Schwäche
der Beine bestand, liess ich ihn mit dem constanten Strome behandeln. Innerlich nahm er Jodeisen. Gegen Ende Mai las Patient
fliessend No. 1, S. = $^1/_2$. Die Papillen waren zur normalen Verfassung zurückgekehrt, scharf begrenzt, normal gefärbt und die Gefässe
erschienen gut gefüllt. Bis dahin hatte Herr S. den Eisbeutel fortwährend aufgelegt. Zur Beendigung der Kur verordnete ich Patienten
Bäder und liess ihn *Ferrum* in Form der Bland'schen Pillen nehmen,
doch gelang es mir nicht, die Sehschärfe noch weiter zu verbessern.

Dieser Patient erfuhr schon eine erhebliche Verbesserung
seiner Augen, ehe sein Allgemeinbefinden sich wieder gehoben
hatte. Auch bei ihm konnte ich wieder von Blutentziehungen
gänzlich absehen.

Bei chronischen Formen von Hyperämie des Sehn e r v e n, welche durch pathologische Processe an der Basis Cranii entstanden und geringe Herabsetzung der Sehschärfe herbeiführen, habe ich durch lange fortgesetzte Anwendung des Eisbeutels günstige Resultate erzielt. Die Affection machte keine weiteren Fortschritte und das Sehvermögen hob sich.

47. *Hyperaemia Nervi optici chronica.*

Fräulein v. O., aus Celle, eine kräftige Dame von 42 Jahren, stellte sich mir mit der Klage über Abnahme der Sehschärfe auf dem rechten Auge vor. Seit längerer Zeit schon litt sie an heftigen Kopfschmerzen, zu welchen sich von Zeit zu Zeit Erbrechen gesellte. Dabei bestand eine Leberhypertrophie mässigen Grades und Hämorrhoidalbeschwerden. Auf dem linken Auge fand ich My. $^1/_4$ $^1/_2$, S. $= {}^3/_4$, auf dem rechten Hy. man. $^1._{24}$, S. $= {}^3/_{40}$; No. 16 Jäger wird gelesen. Die Sehnervenpapille der rechten Seite prominirte, war hyperämisch, die Netzhautgefässe waren geschlängelt und stärker gefüllt. Blutentziehungen, Bitterwasser und Fussbäder wurden verordnet und der Eisbeutel aufgelegt. Allwöchentlich wurde die Blutentziehung wiederholt und abführende Pillen gebraucht. Nach vier Wochen hatte sich das Sehvermögen auf $^1._6$ gehoben, die Kopfschmerzen waren gewichen und das Erbrechen nicht wieder eingetreten. Die Blutentziehungen wurden zurückgelassen, der Eisbeutel weiter angewandt. Nach acht Wochen hatten sich die Erscheinungen der Blutüberfüllung im Auge verloren, S. $= {}^1/_5$. Darauf machte Patientin eine Kur in Marienbad durch. Nach einem halben Jahre traten dieselben Erscheinungen in geringerem Maasse wieder hervor und wurden durch die frühern Mittel bekämpft. Nach dreiwöchentlicher Kur besserte sich der Zustand. Ich rieth nun Patientin, noch mehrere Monate hindurch zweimal täglich den Eisbeutel auf das rechte Auge zu legen und bei den ersten Spuren einer erneuten Blutüberfüllung des Auges sogleich die Abkühlung den ganzen Tag wieder in Anwendung zu ziehen. Patientin folgte sehr genau diesen Rathschlägen und erfreut sich seit jener Zeit des ungestörten Gebrauchs ihrer Augen. Die Sehkraft hat nicht wieder abgenommen.

Gänzlich unwirksam erwies sich die Kälte bei der Stauungspapille und bei Embolie der Arteria centralis Retinae.

Folgt auf Neuritis Atrophie des Sehnerven, kann man von der Kälte keine Heilung erwarten, ich habe dieselbe deswegen, wenn sich dieser Zustand constatiren liess, niemals angewandt. Sowie sich eine deutliche Excavation mit weisser Verfärbung des Sehnerven und Verkleinerung der Gefässe entwickelt hat, würde man durch Abkühlung den Verfall des Sehvermögens beschleunigen. Eine hellere Färbung der Sehnervenpapille, wenn die Gefässe dabei normal gefüllt erscheinen, verbietet die Kälte aber durchaus nicht. Durch die Anwendung des Eisbeutels habe ich noch nie eine Atrophie des Sehnerven sich entwickeln sehen, wohl aber glaube ich, dass wir an der Kälte ein wesentliches Unterstützungsmittel besitzen, um einem solchen Ausgange vorzubeugen. In mehreren Fällen, wo sich nach Neuritis auf dem einen Auge Atrophie ausgebildet hatte, und Blindheit eingetreten war, beobachtete ich die ersten Anfänge der Affection auf dem gesunden Auge, eine leichte Schwellung der Papille, stärkere Röthung derselben und stärkere Füllung der Netzhautgefässe. Bei der Anwendung von *Sublimat* und dem Eisbeutel sah ich diese Erscheinungen sich zurückbilden, das Sehvermögen hob sich wieder und die Besserung blieb bestehen. Bei progressiver Sehnervenatrophie habe ich vorübergehende Besserungen durch die Kälte erzielt, wenn die Gesichtsfelddefecte sich noch nicht dem Centrum genähert hatten. Der Verlauf der Krankheit wurde aber nicht dadurch verändert.

N. Amblyopie und Amaurose.

Bei den Sehstörungen, welche ohne bestimmt nachweisbare Veränderungen am Sehnerven verlaufen, sind die Indicationen für die Behandlungsmethoden schwer genau zu präcisiren, ich werde daher nur die Formen erwähnen, welche ich unter der Anwendung der Kälte sich habe verbessern sehen.

Bei Hyperaesthesia Retinae mit geringer Herabsetzung der Sehschärfe und ohne Beschränkungen des Gesichtsfeldes fand ich die Kälte nützlich. Lag der Hyperästhesie aber Hysterie zu Grunde, wurde die Kälte nicht vertragen.

In mehreren Fällen von A m b l y o p i a p o t a t o r i a war die
Abkühlung dem Kranken sehr angenehm und gelang es mir, eine
erhebliche Besserung der Sehschärfe zu erzielen. Blutentziehungen wandte ich nicht an, nur Purganzen, Merkurialien und nach
kurzem Gebrauch derselben Roborantia.

48. *Amblyopia potatoria.*

Herr A., ein kräftiger Mann von 62 Jahren, consultirte mich
wegen Amblyopia potatoria. Sein Gesicht war stark geröthet, aufgedunsen, eine starke Fettbildung vorhanden. Beide Augen waren
emmetropisch und er las links No. 15 Jäger, S. $= \frac{3}{20}$; rechts
No. 16 Jäger, S. $= \frac{3}{40}$. Das Gesichtsfeld war beiderseits normal.
Ich konnte keine Hyperämie der Nervenpapille nachweisen. Ich
verordnete *Sublimat*, 0,015 täglich, eine Blutentziehung und den Eisbeutel; danach aber verschlechterte sich das Sehen noch mehr. Ich
sah daher von ferneren Blutentziehungen ab, und gab strenge diätetische
Vorschriften. Dann besserte sich das Sehvermögen bald. Nach
dreiwöchentlicher Kur wurde links No. 7, rechts No. 9 gelesen.
Durch eine Erkältung zog sich A. einen Magencatarrh zu. Der
Sublimat musste weggelassen werden und es verging einige Zeit,
ehe der Magen wieder seine frühere Verfassung erlangt hatte. Ich
schritt nun zu Strychnineinspritzungen und injicirte einen um den
andern Tag 0,002. Nach elfmaliger Anwendung entwickelte sich
eine sehr störende Formication, welche dem Kranken die Nachtruhe
raubte. Durch *Bromkalium* gelang es, dieselbe zu beseitigen. Nach
fünf Wochen war die Sehschärfe erheblich gebessert, S. links $= \frac{1}{4}$,
rechts $= \frac{1}{6}$. Der Eisbeutel, welcher bisher gut ertragen war, musste
jetzt wegen lästiger Empfindungen weggelassen werden. Herr A.
brach darauf die Kur ab.

In einem Falle von c e r e b r a l e r A m a u r o s e, in welchem
dieselbe mit mässiger Herabsetzung der Sehschärfe, aber mit
bedeutenden hemiopischen Gesichtsfelddefecten einherging, trat
völlige Heilung ein unter der Anwendung des Eisbeutels.
Die Patientin war tuberculös und die Sehschwäche entwickelte sich zugleich mit heftigen Kopfschmerzen. Ich
nahm die Bildung von Tuberkelknoten an der Basis Cranii an.
Nach einer einmaligen Blutentziehung verordnete ich leichte

Purganzen, ein Vesicator auf dem Arm und den Eisbeutel und ging bald zur stärkenden Methode über. Nach Verlauf von vier Wochen war Patientin völlig hergestellt und sie hatte fast die normale Sehschärfe wieder erlangt. Schon mehrere Jahre ist kein Rückfall eingetreten. Amaurose nach Epilepsie beobachtete ich bei einem 15jährigen Schüler. Eine mässige Hyperämie der Sehnervenpapille fand sich und ein centrales Scotom auf beiden Seiten, welches in 50$^{cm.}$ Entfernung gemessen 88$^{cm.}$ im Durchmesser hielt. An der Peripherie konnte der Kranke Finger nicht erkennen. Ich verordnete eine mässige Blutentziehung, *Infusum Herb. Digitalis*, den Eisbeutel und Ableitungen auf die Haut. Schon am dritten Tage wurde Nr. 12 Jäger beiderseits gelesen und nach acht Tagen war normale Sehschärfe wiedereingetreten, das Scotom völlig verschwunden. Seit mehreren Jahren ist keine Augenaffection wieder beobachtet, obgleich die epileptischen Krämpfe in grosser Heftigkeit fortbestehen.

III.

Practische Resultate.

Nach Besprechung der Heilwirkungen der Kälte bei den verschiedenen Theilen des Auges wende ich mich zu den sich ergebenden Resultaten, und ich werde diejenigen besonders hervorheben, welche von den durch andere Behandlungsmethoden gewonnenen abweichen. Es fand sich, dass die Kälte die frisch entstandenen leichtern Entzündungen der Lider allein zu heilen vermag; bei den stärkern Formen trägt sie dazu bei, die Anschwellung und Injection der Lider zu beseitigen. Bei den acuten Entzündungen, welche mit Ausschlägen der Lidhaut einhergehen, tritt dies besonders hervor und durch den Eisbeutel wird der Verlauf dieser Affection wesentlich abgekürzt. Bei chronischer Blepharitis dient die Kälte als Vorbereitung zu den Reizmitteln.

Die Krankheiten der Conjunctiva bieten der Abkühlung das günstigste Feld dar. Bei frischen Entzündungen gelten ganz allgemein die kalten Umschläge für indicirt. Ich wende nur die Eiscompressen an und lasse dieselben während der ganzen Dauer der Entzündung weitergebrauchen. Auch wenn Aetzungen ausgeführt werden, lasse ich die Abkühlung dauernd fortsetzen, und sie bleibt erst dann zurück, wenn die letzten deutlichen Entzündungserscheinungen geschwunden sind. In gleich günstiger Weise werden durch die Kälte beeinflusst die Hyperaemia Conjunctivae, Conjunctivitis catarrhalis, blennorrhoica, diphtheritica und granulosa in fast allen ihren Erscheinungsformen, weniger constant die Conjunctivitis phlyctaenulosa.

Der einfache Catarrh und die Conjunctivalblennorrhoe

können in ihrem Beginn oft durch die Kälte allein geheilt werden. Bei den hochgradigen blennorrhoischen und granulösen Processen nimmt bei dauernder Kältebehandlung bald nach Beseitigung der heftigen Entzündungserscheinungen, die Affection einen mildern Character an, die Beschwerden der Kranken werden vermindert, und die Schleimhaut zu den Aetzungen vorbereitet. Durch die Kälte werden die vergrösserten Conjunctivalgefässe contrahirt, die Schleimhaut gewinnt dadurch eine blassere, mehr ins gelbliche spielende Farbe und erscheint nicht prall, sondern mehr gefurcht. Diese Erscheinungen treten gegen das Ende der fraglichen Affectionen auch bei andern Behandlungsmethoden ein, bei der fortgesetzten Kälteanwendung aber viel früher. In den meisten Fällen werden die Blutentziehungen durch die Kälte ersetzt. Besonders erwünscht aber ist der Umstand, dass man bei den nothwendigen Aetzungen die Caustica schwächer, als es sonst der Fall ist, wählen kann, wenn die Abkühlung ihre Wirkung unterstützt. Bei den Granulationen besitzen wir in der Kälte ein wirksames Mittel, die in das Gewebe der Conjunctiva ausgewanderten weissen Blutkörperchen zur Resorption zu bringen. Wir können daher, auch wenn der Zustand der Schleimhaut die Aetzungen verbietet, auf die Rückbildung des granulösen Processes einwirken. Die einfache Conjunctivitis phlyctaenulosa und pustulosa werden durch die Abkühlung gut geheilt, erstere geht rasch zurück und letztere erfährt gleichfalls eine Verkürzung ihres Verlaufes. Die Conjunctivitis phlyctaenulosa miliaris verträgt die Abkühlung nur so lange, als die stark entzündlichen Erscheinungen bestehen.

Die Entzündungen der Hornhaut mit Kälte zu behandeln gilt jetzt allgemein für unstatthaft und die neusten Schriftsteller halten die feuchte Wärme für indicirt. Sämisch erklärt die kalte Methode gradezu für schädlich. Für die Anwendung von Eiscompressen will ich dies für viele Fälle zugestehen. Ich ziehe aber nur den Eisbeutel, d. h. die trockne Kälte in Anwendung und habe grade bei den Hornhautaffectionen recht deutlich den Unterschied in der Heilwirkung beider beobachtet.

Nur bei wenigen Entzündungen der Hornhaut wende ich die Kälte allein an, bei den meisten werden daneben innere Mittel gereicht. Ruete verfuhr ebenso und sprach es aus, dass man nicht von der Kälte erwarten dürfe, durch ihre Wirkung allein schwere Entzündungen heilen zu können.

Dann kommt bei den Hornhautkrankheiten als wichtiger Factor das Allgemeinbefinden mit in Betracht, nach welchem die Wahl zwischen kalter oder warmer Methode zu entscheiden ist. Ein stark anämischer oder geschwächter Körper verträgt eine dauernde Abkühlung nicht, und ebenso würde eine Hornhautentzündung unter diesen Umständen durch dieselbe verschlimmert werden. Ausserdem verbieten verschiedene örtliche Zustände die Anwendung der Kälte, die Ausgänge der Entzündungen in totale Hornhautverschwärung oder Erweichung, ferner alle die Processe, welche die Neigung zum raschen Zerfall der Gewebe zeigen. Wenn man diese Einschränkungen beachtet, habe ich die Kälte als ein sicheres und schätzenswerthes Mittel bei Hornhautkrankheiten gefunden.

Keratitis phlyctaenulosa wird durch den Eisbeutel gut beeinflusst, wenn man ihn so lange gebraucht, als die starke Injection und Reizerscheinungen bestehen. Die Lichtscheu verliert sich rasch, und gewöhnlich wird der Process durch die Kälte abgekürzt. Rückfälle erfolgen erst nach längern Zwischenräumen und nehmen dann meistens eine leichtere Form an. Besonders günstig wirkt die Abkühlung auf Keratitis pannosa. War Trachom die Ursache der Hornhautaffection, führt man die erforderlichen Aetzungen aus. Gestattet der Zustand der Schleimhaut die Ausführung derselben aber nicht, so gelingt es durch den Eisbeutel allein, selbst hochgradige Formen von Pannus crassus zu beseitigen. Weniger entschieden zeigt sich der Nutzen der Abkühlung bei Keratitis profunda; der Eisbeutel erleichtert die subjectiven Empfindungen, aber der Verlauf wird wenig verändert, auch wenn stark wirkende innere Mittel zugleich gebraucht wurden.

Ein überaus günstiges Feld für die Kältebehandlung bietet die eitrige Keratitis in ihren so mannigfachen Erscheinungsformen. Die acuten Processe bei kräftigen Kranken eignen sich am besten für den Eisbeutel und vor allen die Hypopyon-Keratitis. Meistens gelingt es, diese Entzündung durch Eis und Calomel in

12 Tagen, ja selbst schon früher zu beseitigen, d. h. die Infiltrate zu lösen und das Hypopyon zur Aufsaugung zu bringen. Ist dies erreicht, so bleibt die Abkühlung zurück. Das Ulcus serpens Corneae eignet sich bei einem Theil seiner Formen auch für diese Methode, besonders wenn es durch ein Trauma oder Blennorrhoe des Thränensacks herbeigeführt wurde. Ist der Kräftezustand der Kranken nicht günstig, lasse ich die feuchte Wärme anwenden. Auch die Symptome des Ulcus serpens bilden sich in dem gleichen Zeitraume durch *Calomel* und den Eisbeutel zurück. Die einfachen Hornhautinfiltrate schwinden bei dieser Behandlung gewöhnlich noch schneller, besonders wenn sie mit lebhafter Entzündung auftreten. Das reizlose Hornhautinfiltrat erfordert einen frühern Uebergang zur feuchten Wärme. Auch bei den Hornhautabscessen, welche bei Conjunctivitis blennorrhoica, diphtheritica und pustulosa entstehen, wiederholt sich dieselbe Erscheinung, sie eignen sich sehr gut für die Kältemethode. Die erforderlichen Aetzungen werden dabei ausgeführt. In demselben Zeitraum, in 12—14 Tagen, verschwinden bei ihnen die Infiltration und das Hypopyon.

Einfache Hornhautgeschwüre als Reste früherer Entzündungen werden, wenn sie von Injection begleitet sind, durch die Kälte beseitigt. Bei einigen Patienten sah ich die Hornhautfistel sich schnell unter dem Eisbeutel schliessen.

Auf die Scleritis wirkt die Kälte sehr nützlich ein, besonders wenn sie mit Keratitis complicirt ist; die Entzündung wird geringer, die Rückfälle werden leichter und bleiben endlich ganz fort. Auch die Sclerotico-Chorioiditis posterior eignet sich für die Kältebehandlung, indem sie dem Gewebe der Sclerotica mehr Festigkeit ertheilt und dadurch das Auftreten schwerer Complicationen hinausschiebt.

Nicht so günstig wie die Entzündungen der Hornhaut werden die der Iris durch die Kälte beeinflusst; ihr Erfolg ist weniger sicher, da häufig der Eisbeutel nicht vertragen wird. Am besten werden die acuten Formen der Iritis idiopathica, syphilitica und serosa mit der Abkühlung behandelt. Besonders die syphilitische Entzündung eignet sich für den Eisbeutel und ich habe öfter Gummiknoten sich zurückbilden sehen, ohne Verwachsungen der

Iris zu erzeugen. Die rheumatische, recidivirende, begleitende, complicirte und eitrige Iritis sind mit dem Kataplasma zu behandeln, sowie die Iridocyclitis, Iridochorioiditis, alle sympathischen Entzündungen und alle phthisischen Zustände des Auges.

Bei Lähmungen der Augenmuskeln habe ich nur eine zufällige Beobachtung gemacht; dieselbe ging unter dem Gebrauche des Eisbeutels völlig zurück.

Für die nach Operationen eintretenden Zufälle hat E s m a r c h schon den Eisbeutel empfohlen; ich kann seine Empfehlung nur bestätigen.

Treten bei Staaroperirten Blutungen ein, oder entzündet sich das Auge ohne sogleich eine Hornhaut- oder Iris-Affection hervorzurufen, habe ich den Eisbeutel mit Nutzen angewandt. Bei Eiterinfiltration der Wundränder und eitriger Iritis ist von der Kälte kein Nutzen zu erwarten. Entstand aber durch zurückgebliebene Corticalreste oder aus andern Gründen eine iritische Reizung, dann trägt der Eisbeutel viel zur Erlangung eines günstigen Resultates bei. War das Gewebe der Iris, in welchem operirt wurde, schon sehr degenerirt, wird die Kälte nicht vertragen, und bei eintretender Entzündung ist die feuchte Wärme indicirt. Bei cystoider Vernarbung der Operationswunde hat mir der Eisbeutel gute Dienste geleistet, das Narbengewebe verdichtet sich und eine befriedigende Heilung tritt ein.

Die nicht penetrirenden Wunden des Auges werden allgemein mit kalten Umschlägen behandelt; ich wende bei diesen sowohl als bei den penetrirenden Wunden den Eisbeutel an. Die Kälte bringt die Blutergüsse zur Aufsaugung, contrahirt die Gewebe und bereitet am besten zu den erforderlichen Operationen vor. War das Auge gänzlich zerstört gebe ich dem Breiumschlag den Vorzug.

Das Glaucom und alle glaucomatösen Zustände vertragen keine Kältebehandlung, auch die Schmerzen im Verlauf derselben werden durch den Eisbeutel nicht beseitigt.

Bei den Krankheiten der innern Membranen des Auges haben nur wenige Fachgenossen bisher, wie ich glaube, den Eisbeutel in dauernder Weise angewandt. Hinderlich ist die An-

sicht gewesen, dass der Druck des Beutels dem Auge schade, die
Functionen der Retina beeinträchtige und dass durch die dauernde
Abkühlung eine Störung in der Ernährung und Gefässfüllung des
Auges erfolge. Durch die mitgetheilten Krankheitsgeschichten
habe ich den Gegenbeweis geliefert; niemals habe ich Störungen
der angegebenen Art auch bei langedauernder Benutzung des Eisbeutels erfahren. Muss also eingeräumt werden, dass die Anwendung der Kälte bei den in Frage stehenden Zuständen keine
Nachtheile herbeiführt, so halte ich einen Versuch mit dieser
Methode für gerechtfertigt. Ebenso wie bei den Krankheiten der
oberflächlichen Membranen des Auges habe ich die Kälte angewandt bei Blutungen, Hyperämien, Entzündungen und Exsudationen, welche noch der Rückbildung fähig sind. Ob die Erfolge den Erwartungen entsprochen haben, müssen die Kranken-
geschichten bekunden. Bei allen mitgetheilten Fällen war der
Verlauf ein ungestörter und der Erfolg ein den Umständen
nach günstiger zu nennen. Da bei fast allen Krankheiten dieser
Art innere Mittel mit der Kälte gemeinschaftlich benutzt wurden, ist zu untersuchen, welchen Antheil an den Resultaten die
letztere hatte. Die Frage ist nicht leicht zu entscheiden. Erreicht
man aber Erfolge, welche dieselben innern Mittel ohne Abkühlung
nicht erzielen, so muss man dieser doch eine erhebliche Wirksamkeit zugestehen. Belege für meine Behauptung liefern die
beiden Krankheitsgeschichten von Netzhautablösung. Bei beiden
besserte sich der Zustand bald nach Anwendung des Verfahrens.
In stetiger Weise schritt die Besserung bis zur erreichbaren
Grenze fort. In diesen beiden Fällen schreibe ich den grössern
Theil der Heilung der Kältewirkung zu, da die Merkurialien be-
kanntlich allein die Netzhautablösung nicht heilen können. Wird
mir für diese Affection die Wirksamkeit der Kältemethode zugestanden, ist es gewiss erlaubt, auch für andere Krankheiten,
welche mit dem gleichen Verfahren gut geheilt werden, eine
Wirksamkeit derselben anzunehmen. Bei den Glaskörperaffec-
tionen eignen sich besonders die membranösen und acut auftre-
tenden flockigen Glaskörpertrübungen für die Kälte, während ich
bei den ältern, umschriebenen Trübungen keine Erfolge mit der
Methode erzielte. Sehr bald pflegen sich die Mouches volantes

unter dem Eisbeutel zu verkleinern, nachdem eine Blutentziehung seiner Anwendung vorausgeschickt ist.

Besonders günstig wirkt die Abkühlung auf die Hyperämie der Chorioidea, auch ohne dass andere Mittel mit ihr verbunden werden. Die Affection wird durch den Eisbeutel in kurzer Zeit beseitigt.

Die Chorioiditis verträgt die Kälte in allen ihren Formen mit alleiniger Ausnahme der eitrigen Chorioiditis. Wenn die Affection unter heftigen Entzündungserscheinungen auftritt, ist die Wirkung der Kälte besonders ersichtlich, die Kranken fühlen sich erleichtert und das Flimmern und Farbensehen wird beruhigt. Der Gang der Krankheit wird aber nicht wesentlich verändert, nur scheint es mir, dass nach meinem Verfahren Recidive seltener eintreten.

Bei Netzhautblutungen schwinden die Extravasate rasch unter der Einwirkung des Eisbeutels.

Die syphilitischen Entzündungen der Netzhaut und des Sehnerven verlaufen günstig bei Anwendung der Kälte. In mehreren schweren Fällen erlebte ich rasche Heilungen bei Anwendung des *Unguent. Hydrargyr.* und des Eisbeutels.

Gleich günstig verlaufen die Affectionen des Sehnerven unter dem Einfluss der Kälte. Bei acuter und chronischer Hyperämie der Sehnervenpapille, Neuritis, Neuroretinitis und bei Neuritis mit centralem Scotom sah ich günstige Erfolge eintreten.

Selbst wenn die Kranken sehr geschwächt waren und die Sehnervenpapille schon weiss verfärbt erschien, wurde der Eisbeutel gut vertragen.

Von den Functionsanomalien der Netzhaut will ich nur die Hyperästhesie erwähnen, welche ich durch die Abkühlung zu beseitigen vermochte. Von den Amblyopien war es nur die Amblyopia potatoria, bei welcher ich mit Sicherheit auf eine Besserung durch den Eisbeutel rechnen konnte.

Aus den mitgetheilten Beobachtungen ergeben sich folgende Sätze, welche die Wirkung der richtig angewandten Kälte auf das Auge darlegen: Die Kälte vermindert die Temperatur, contrahirt die Capillargefässe und die kleinern Gefässe, zieht die Gewebe zusammen, befördert die Aufsaugung von Blutergüssen, neu entstandenen Exsudaten, Eiterinfiltrationen und in die Gewebe ausgewanderten farblosen Blutkörperchen. Bei ältern Exsudaten unterstützt die Kälte die resorbirende Wirkung anderer Mittel; sie erzeugt aber niemals neue Exsudationen, besonders nicht in der Pupille. Die Kälte beruhigt die Schmerzen, welche spontan auftreten, oder verschiedene Entzündungen begleiten, und beseitigt die Lichtscheu.

Aus diesen Wirkungen der Abkühlung ergeben sich die Indicationen für dieselbe. Die Anwendung der Kälte ist daher indicirt bei krankhaft erhöhter Temperatur des Auges, bei nicht entzündlicher Ausdehnung der Gewebe, bei Hyperämie und Entzündung fast aller Theile, bei Blutungen, Wunden, Quetschungen, bei Schmerzen, welche nach Entzündungen entstehen, bei Lichtscheu, Hyperästhesie.

Den Indicationen treten verschiedene Contraindicationen entgegen, welche theils von dem Allgemeinbefinden des Kranken, theils von der Affection des Auges selbst herzuleiten sind. Wenn das Allgemeinbefinden überhaupt die Anwendung einer dauernden Abkühlung untersagt, oder die Augenaffection dieselbe verbietet, würde dieselbe die Hyperämie vermehren und die Krankheit zu einer bedenklichen Höhe steigern. Die Kälte ist daher contraindicirt bei allen Augenkrankheiten, welche sich bei hochgradiger Anämie und grosser Schwäche des Gesammtorganismus entwickeln, wie im Verlaufe von Pyämie, Meningitis, in schweren Formen von Scharlach oder Variola, Albuminurie in den späteren Stadien der Tuberculose, bei chronischem allgemeinen Rheumatismus, besonders bei Kopfrheumatismus und andern den Organismus sehr schwächenden Zuständen.

Gegenanzeigen, welche von dem Auge selbst herzuleiten sind, giebt es vielfache, deren Beachtung von grosser Wichtigkeit ist, besonders wenn man mit den Wirkungen der Kältemethode sich noch nicht vertraut gemacht hat. Als solche Zustände ergeben sich folgende:

1. die Ausgänge der entzündlichen Affectionen, welche keine Heilung mehr hoffen lassen, Ophthalmitis, eitrige Iritis, eitrige Cyclitis und eitrige Chorioiditis, totale Hornhautverschwärung.

2. alle Entzündungen, bei welchen eine grosse Neigung zum Zerfall der Gewebe und Vereiterung besteht, die neuroparalytischen Entzündungen, das ringförmige atonische Hornhautgeschwür, die eitrige Keratitis nach Operationen.

3. alle die Fälle von Iritis, bei welchen nach kurzem Gebrauch des Eisbeutels vermehrte Schmerzen und Ciliarneurose sich entwickeln, die chronische und recidivirende Iritis.

4. die Entzündungen des Corpus ciliare, Iridochorioiditis und die Folgezustände derselben.

5. alle sympathischen Augenaffectionen.

6. alle phthisischen Zustände des Auges.

7. das Glaucom und alle Zustände, welche mit Vermehrung des intraoculären Drucks einhergehen.

8. alle Leiden des Glaskörpers, der Chorioidea, der Retina und des Sehnerven, welche ohne einen bestimmten Grad von Hyperämie sich entwickeln, und die Folgezustände der Entzündungen, welche zu Atrophie des Gewebes geführt haben.

Wenn man die Kälte bei Beobachtung der angegebenen Einschränkungen vielfach anwendet, wird man dieselbe als ein sicheres und brauchbares Mittel erkennen. Nach meiner jetzt achtjährigen Erfahrung muss ich gestehen, dass ich dieselbe als therapeutisches Agens nicht mehr entbehren möchte. Viele Zustände werden durch dieselbe rascher geheilt und ihr Verlauf vereinfacht. Eine grosse Anzahl von Mitteln ziehe ich jetzt seltener oder gar nicht in Gebrauch, weil der Eisbeutel für sie eintritt. Besonders sind es die Blutentziehungen, welche vielfach durch die Kälte ersetzt werden, immer aber in ihrer Anwendung eine Beschränkung erfahren.

Viele adstringirende Mittel, welche bei den Conjunctival- und Corneal-Krankheiten Verwendung finden, verordne ich gar nicht mehr und die übrigen werden vielfach durch die Kälte ersetzt. Mit der Anwendung der Caustica kann ich später beginnen und dieselben in schwächerer Concentration und Ausgiebigkeit anwenden. Als örtliches schmerzstillendes Mittel genügt mir meistens der Eisbeutel; ich habe daher die belladonnisirten Stirnsalben, mit Opium oder Atropin versetzte Salben seit Jahren nicht mehr verordnet.

Wenn die Schwierigkeiten, welche im Beginn des Gebrauchs entstehen, vom Patienten überwunden sind, wird die Kälte fast ohne Ausnahme gut vertragen und ihre Anwendung gerühmt.

In der innern Medicin und der Chirurgie gilt die Kältebehandlung jetzt als ein bedeutendes Mittel. Ich wünschte, dass dieselbe in der Augenheilkunde ebenso geachtet würde. Um den Augenärzten einen Ueberblick über die Leistungen, welche man mit diesem Verfahren erzielen kann, zu verschaffen, habe ich meine Erfahrungen zusammengestellt. Ich glaube dadurch den einen Grund beseitigt zu haben, welchen ich als Hinderniss gegen ihre ausgedehntere Verwendung gefunden habe, und hoffe die Anregung zu geben, dass andere Fachgenossen den Versuch unternehmen, den Gebrauch der Kälte zu erweitern und eine grössere Anzahl von Entzündungen des Auges und besonders die der Hornhaut mit der Abkühlung zu behandeln.

Inhalt.